吸入递送技术与新药开发

Inhalation Drug Delivery Techniques and Products

主　编　［意］保罗·科伦坡（Paolo Colombo）

　　　　［澳］丹妮拉·特拉伊尼（Daniela Traini）

　　　　［意］弗朗西斯卡·布蒂尼（Francesca Buttini）

主　译　张海飞

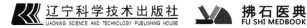

辽宁科学技术出版社
LIAONING SCIENCE AND TECHNOLOGY PUBLISHING HOUSE

拂石医典
FU SHI MEDBOOK

图书在版编目（CIP）数据

吸入递送技术与新药开发／（意）保罗·科伦坡，（澳）丹妮拉·特拉伊尼，（意）弗朗西斯卡·布蒂尼原著；张海飞主译.—沈阳：辽宁科学技术出版社，2020.4

ISBN 978-7-5591-1539-3

Ⅰ.①吸… Ⅱ.①保… ②丹… ③弗… ④张… Ⅲ.①药品-开发-研究 Ⅳ.①R97

中国版本图书馆 CIP 数据核字（2020）第 045294 号

Title：［Inhalation drug delivery：techniques and Products］，by ［Paolo Colombo, Daniela Traini, and Francesca Buttini］，ISBN：978-1-118-35412-4

版权所有　侵权必究

出版发行：辽宁科学技术出版社
　　　　　北京拂石医典图书有限公司
　　　　　地址：北京海淀区车公庄西路华通大厦 B 座 15 层
联系电话：010-57262361/024-23284376
E - mail：fushimedbook@163.com
印 刷 者：中煤（北京）印务有限公司
经 销 者：各地新华书店

幅面尺寸：185mm×260mm
字　　数：220 千字　　　　　　　印　张：12.5
出版时间：2020 年 4 月第 1 版　　印刷时间：2020 年 6 月第 2 次印刷

责任编辑：李俊卿　　　　　　　　责任校对：梁晓洁
封面设计：潇　潇　　　　　　　　封面制作：潇　潇
版式设计：天地鹏博　　　　　　　责任印制：丁　艾

如有质量问题，请速与印务部联系　联系电话：010-57262361

定　　价：120.00 元

主　　译　张海飞

译者名单　（按姓氏笔画排序）

张海飞　[昭衍（苏州）新药研究中心有限公司]

王三龙　[中国食品药品检定研究院国家药物安全评价监测中心]

杨　柳　[杭州先为达生物科技有限公司]

李艳友　[北京硕佰医药科技有限责任公司]

张天竺　[昭衍（苏州）新药研究中心有限公司]

张素才　[北京昭衍新药研究中心有限股份公司]

张海飞　[昭衍（苏州）新药研究中心有限公司]

郑劲林　[北京慧荣和科技有限公司]

顾静良　[北京昭衍新药研究中心有限股份公司]

郭万军　[杭州先为达生物科技有限公司]

曹　瑾　[昭衍（苏州）新药研究中心有限公司]

魏宝贤　[昭衍（美国）新药研究中心有限公司]

2020 年春节期间，北京下了多场雪，正是踏雪寻梅的好时节，但一场新冠肺炎疫情席卷全国并波及全球 10 余个国家，市市隔离、村村断路、户户闭门，节日气氛荡然无存。这是继 2003 年 SARS 爆发后时隔 16 年的又一次祸起冠状病毒的呼吸道传染病大流行，呼吸道不仅是易感器官，而且弥漫性肺损伤更是致死的主要原因。新闻报道在美国和德国用雾化吸入抗病毒药治愈了多个新冠肺炎患者，国内短时间内也出现大量针对新冠病毒的新药进入临床前开发，在昭衍进行评价的药物就有 10 余个，但通过吸入途径来高效解决呼吸系统感染和病变的药物却未见报道；结合平时数以千万计的哮喘及 COPD 患者对吸入制剂的依赖，我们认为，吸入药物对呼吸系统疾病确有其不可替代的价值。

吸入药物有其独特的吸收途径，活性成分（API）应适合呼吸道给药，比如肺刺激性应能接受，处方组成及制剂应满足空气动力学的需求，以达到稳定递送药物的效果，还要有特别适合的装置，能发生稳定的气溶胶，并需要方便使用者默契配合以达到稳定的肺部沉积，因此研发及生产吸入药物需要特殊人才、技术及设备；中国在这三个方面目前都落后于发达国家，导致我国吸入制剂创新品种少；由于仿制难度大、专利限制多，仿制品种也很少，这导致中国吸入药物市场 90% 以上是进口药物。

针对国内吸入药物研发及评价技术能力不足的现状，在"十二五"、"十三五"国家重大新药创制专项的支持下，昭衍于 2015 年建设了吸入毒理实验室，几年来参与了多个吸入药物的研究和开发，对吸入制剂及其评价有了更多的认识，也深深感受到其中的复杂性和难度。为了给吸入药物开发的参与者提供一些理论及技术帮助，张海飞博士精心挑选了这本书，联络业界同仁共同翻译出版，以期为我国吸入制剂的创新尽一份力。

感谢各位译者的辛苦和努力！

左从林
北京昭衍新药研究中心股份有限公司
2020 年 2 月 6 日

国内吸入药物的开发方兴未艾，但在行业急速发展的同时，也存在一些缺憾。我国在吸入药物研发方面明显落后于发达国家，而且对吸入递送技术的系统介绍及相关知识普及方面比较欠缺，目前也没有一本好的中文读物。而对吸入递送技术的认识与理解又恰恰是吸入药物开发，包括药学、药理毒理，甚至包括临床研究等后续工作的起点。

本书的作者全部都是吸入领域的资深学者，他们在这本简洁的参考书中对吸入递送技术及药物开发的各领域进行了全景透视，介绍了最前沿的技术进展，旨在为相关专业研究生与药物开发从业者提供参考。这也正是译者热切期待的内容。

作为毒理学 CRO 的从业者，我们在广泛服务国内国外药企的同时，也对吸入药物开发的特殊性与急迫性有了深切的体会。本书的译者均为国内一线的吸入新药开发者，但由于本书跨越了很多专业领域，译者必然有能力不及处，敬请广大读者朋友不吝赐教。

张海飞

2020 年 2 月 2 日

原著编委会

Francesca Buttini

Department of Pharmacy, The University of Parma, Parma, Italy

Hak – Kim Chan

Advanced Drug Delivery Group, Faculty of Pharmacy, The University of Sydney, Sydney, Australia

Gaia Colombo

Department of Pharmaceutical Sciences, The University of Ferrara, Ferrara, Italy

Paolo Colombo

Department of Pharmacy, The University of Parma, Parma, Italy

Philip Chi Lip Kwok

Department of Pharmacology and Pharmacy, LKS Faculty of Medicine, The University of Hong Kong, Hong Kong, China

David A. V. Morton

Monash Institute of Pharmaceutical Sciences, Monash University, Melbourne, Australia

Chiara Parlati

Department of Pharmacy, The University of Parma, Parma, Italy；Novartis V&D, Technology Development, Siena, Italy

Paola Russo

Department of Pharmaceutical and Biomedical Sciences, The University of Salerno, Fisciano, Italy

Rania Osama Salama

Advanced Drug Delivery Group, Faculty of Pharmacy, The University of Sydney, Sydney, Australia；Faculty of Pharmacy, Alexandria University, Egypt

Daniela Traini

Respiratory Technology, The Woolcock Institute of Medical Research & The Discipline of Pharmacology, The University of Sydney, Sydney, Australia

Wong Tin Wui

Faculty of Pharmacy, Universiti Teknologi MARA, Puncak Alam, Selangor, Malaysia

Paul M. Young

Respiratory Technology, The Woolcock Institute of Medical Research & The Discipline of Pharmacology, The University of Sydney, Sydney, Australia

ULLA 研究生药学丛书

ULLA 研究生药学丛书是为药物科学专业研究生推出的全新系列丛书。

本丛书由 ULLA 联合会出品（欧洲大学高等药学教育与研究联合会）。该联合会是欧洲药物科学研究及教学的学术合作组织，一直在持续发展和壮大中。ULLA 联合会成立于 1990 年，由以下在欧洲领先的各大学药学院系组成：

- 瑞典乌普萨拉大学药学院
- 英国伦敦大学药学院
- 荷兰莱顿大学莱顿药物研究中心
- 荷兰阿姆斯特丹自由大学
- 丹麦哥本哈根大学药物科学院
- 法国巴黎大学药学院
- 意大利帕尔马大学药学院
- 比利时鲁汶大学药物科学院

ULLA 系列丛书的编辑委员会由来自欧洲研究机构的不同药物科学领域的知名专家组成。

之前出版的书目包括：

《药物毒理学》

《儿科药物处理》

《分子生物药剂学》

《医疗卫生的国际研究进展》

《医疗卫生学习进阶》

《生物药物与制药聚合物》

这些开创性的系列丛书适合博士研究生阅读，也适用于全球相关专业的研究生，以及从事药物开发领域的科研人员。

关于本联合会的更多信息请见 www.u－l－l－a.org

本书出版的目的在于提供关于吸入药物递送过程和机制的全面且最新的见解与认知，并聚焦于吸入产品、特殊装置及实验室当今的最新技术。本书呈现了当前我们在吸入药物领域的科学进展，了解并掌握这些知识可以为将来研究吸入药物打下良好的基础。本书涵盖了所有吸入药物相关理论，并分别依据不同领域的研究成果与工业界的经验，展示前沿观点。

本书适合药学、药物制剂学与技术及相关专业的本科生和研究生阅读。读者可从本书对海量相关信息的简洁陈述中获益，也会发现本书是深入理解吸入药物气溶胶领域的无比珍贵的工具书。

目　录

第 1 章

吸入药物递送

Daniela Traini

Respiratory Technology, The Woolcock Institute of Medical Research & The Discipline of Pharmacology, The University of Sydney, Sydney, Australia

1.1　引言

经肺给药是一种独特又极具挑战性的药物递送途径，可用于治疗肺部疾病及全身性疾病。得益于制剂与吸入装置方面的技术进步，吸入给药正越来越成为口服及其他非胃肠道给药的首选替代途径。喷雾剂、压力定量气雾剂（pMDIs）和干粉吸入剂（DPIs）在吸入给药治疗中均体现出了疗效优势及使用便捷性。喷雾发生器的开发与喷雾制剂的开发相互独立，不存在依赖关系；pMDIs 与 DPIs 则须针对专门的药物制剂进行气溶胶发生器的独立开发，药械配合，以提高吸入药品的各项参数。吸入药物向肺内的递送过程与吸入装置及患者等许多因素相关。本章简要介绍了肺脏的解剖结构与生理特点，以及影响吸入药物沉积的各种因素。

1.2　呼吸系统组成及生理特征

呼吸道由导气部与呼吸部构成。导气部包括鼻腔、鼻咽、气管、支气管等。呼吸部由终末细支气管及肺泡组成，可进行快速的气体交换。根据 Wiebel 的肺支气管模型[1]，导气气管由前 16 级气管支气管构成；呼吸性气管由后 17～23 级细支气管、肺泡导管、肺泡囊等构成。

呼吸系统由血气交换器官（肺）与主导通气的通气泵构成。通气泵由胸腔、呼吸肌、呼吸中枢和传导神经构成。静息状态下，一个普通人每分钟呼吸约12～15次，潮气量约500ml，或6～8L/min。吸入的新鲜空气通过扩散与肺泡内的残留气体相混合。氧气扩散入肺脏毛细血管的血液中，二氧化碳则扩散入肺泡腔。以此方式，每分钟约有250ml的氧气扩散进入体内，同时约200ml的二氧化碳被排出体外。

解剖结构上，呼吸系统分为上呼吸道和下呼吸道。上呼吸道包括鼻腔和咽喉；下呼吸道包括气管、支气管树和肺。人的呼吸道由系列的气管分支组成，始自口咽部，终于肺泡囊。气道解剖结构由口咽、鼻咽、喉、气管、两支主支气管、五叶肺叶（右边三叶，左边两叶），以及15～20级支气管，细支气管，终末细支气管及肺泡组成。人体肺脏与气管结构见图1.1。

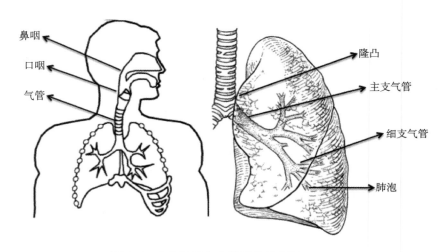

图1.1　人体肺脏与气管结构示意图

吸入的空气经过鼻道、咽部后被加热加湿，湿热的新鲜空气继续进入气管、支气管、呼吸性细支气管、肺泡管，直至肺泡。参与气体交换的部分包括呼吸性细支气管及肺泡。肺泡是肺内气体交换的主要场所，肺泡与肺毛细血管之间的血气屏障非常薄，利于气体快速交换。

气管与肺泡囊之间共分23级。这种多次分级极大地增加了气道的横截面，由气管处的2.5cm²增至肺泡部分的11800cm²[2]。

随气道结构变化的是吸入气流的流速，一般到达小气道时，气流流速已经非常低。较低的流速，容许氧气经肺泡上皮及毛细血管内皮充分扩散。简而言之，这种气道结构提供了一个表面积巨大，液体覆盖较少，血气屏障薄，并由巨噬细胞清洁的表面。肺脏的这种结构特点提供了常规经胃肠道、经鼻、经口腔及经皮给药等途径之外的另外一种可行的给药途径[2]。关于呼吸系统的解剖及生理特点有很多论著，读者可参考 Moren 等的著作[3]，或一些基础的解剖学著作[4]。

1.3　颗粒物在呼吸道内的沉积与去向

决定气溶胶颗粒物沉积的主要因素为颗粒特征（物理粒径、空气动力学直径）及患者的呼吸模式（包括呼吸频率与潮气量）[5]。其中，决定沉积最重要的因素是气溶胶的颗粒特征。

大部分药物气溶胶颗粒为非均相分散系，粒径大小分布于一个较宽的范围内。以粒径的对数与颗粒数、颗粒表面积、颗粒体积（质量）等分别绘制线性或概率正态分布图，表示为绝对值或累积百分率，可描述粒径的分布状况。进行气溶胶药物研究时，递送剂量非常重要，以颗粒数表示的分布可能导致数据误读，因为较小的颗粒所含药物相应也少。多个参数用于描述粒径的分布情况。质量中值空气动力学直径（MMAD）是指 50% 质量的颗粒物直径大于此值，另外 50% 质量的颗粒直径小于此值。严格控制颗粒物的 MMAD 可确保气溶胶颗粒沉积的重现性及在呼吸道特定部位的分布。MMAD 值从累积分布曲线 50% 处得到。几何标准差（GSD）表示气溶胶颗粒直径分布的变异程度，为累积分布曲线 84.1% 处的值与 MMAD 的比值。在以颗粒数、表面积或质量分别表示的对数正态分布图上，GSD 值都是一样的。GSD 值为 1 时表示单相分散性，>1.2 时表示非均相分散性。

空气动力学直径将颗粒物视为具有相同沉降速率的单位密度的球体，而忽略其形状和密度。仅当粒径为 $1 \sim 5 \mu m$，气溶胶颗粒才能实现在肺内的广泛分布，因此大部分上市吸入药物的粒径介于此区间[6]。要实现针对肺泡的靶向分布，气溶胶颗粒的粒径不应 >$3 \mu m$。粒径 >$6 \mu m$ 的气溶胶颗粒主要沉积于口咽部，而粒径过小的气溶胶（<$1 \mu m$）会随呼气呼出。粒径 <$2.5 \mu m$ 的颗粒主要沉积于肺泡，难以发挥针对气管的药效作用，反而在被迅速吸收后增加了系统毒性风险。对于轻微哮喘患者，吸入药物最适当的粒径为 $2.8 \mu m$，也佐证了粒径范围的重要性[7]。

1.4 沉积机制

不同粒径大小的单位密度气溶胶颗粒在不同呼吸道部位（喉，支气管，肺泡）的沉积率如图 1.2 所示。

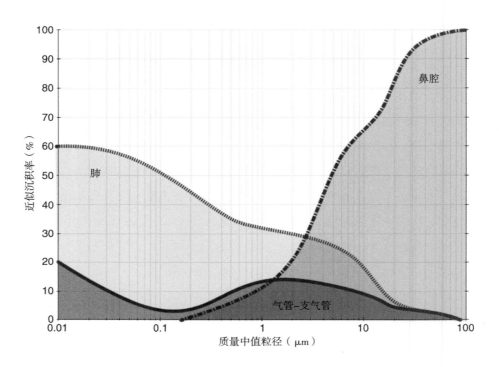

图 1.2　不同粒径大小颗粒物在呼吸系统的沉积率

此处，"沉积率"是指吸入颗粒物沉积到呼吸道表面的平均概率。"总沉积"指沉积在整个呼吸道的颗粒物总量。"局部沉积"指沉积在某一呼吸道局部的颗粒物的量[8]。

经呼吸道吸入递送药物不是一个简单过程。当药物颗粒脱离吸入气流，就会与气道表面接触，从而实现沉积。

吸入气溶胶对肺脏的递送效率取决于三个内在的物理因素，即惯性碰撞、重力沉降及扩散作用（布朗运动）[9]（表 1.1）。

虽然药物颗粒会沉积分布于整个呼吸道，但由于惯性碰撞引起的沉积主要发生在前 10 级支气管中，因为在这些气管中气流流速快，且多在分支部形成湍流[12]。当吸入药物需要较快的气流才能从发生器发生（DPIs），或经发生器产生一个较快的初始气流流速（MDIs）时，大部分粒径 > 10μm 的药物颗粒会直接碰撞而沉积于口咽部[13]。这些大粒径颗粒随后会被吞咽进入胃肠道，而对肺部疾病的治疗作用降低。

表 1.1　肺内沉积机制及 Weibel 模型[10,11]

分级	部位	名称	直径（cm）	横截面（cm²）	沉降机制
0		气管	1.8	2.54	惯性撞击
1		主支气管	1.22	2.33	
2			0.83	2.13	
3			0.56	2.00	
4			0.45	2.48	
5		支气管	0.35	3.11	重力沉降
6			0.28	3.96	
7	导气部		0.23	5.10	
8			0.186	6.95	
9			0.154	0.56	
10			0.130	13.4	
11			0.109	19.6	
12			0.095	28.8	
13		细支气管	0.082	44.5	
14			0.074	69.4	
15			0.066	113	
16		终末细支气管	0.060	180	
17		呼吸细支气管	0.054	300	
18			0.050	534	
19	呼吸部	肺泡管	0.047	944	布朗扩散
20			0.045	1600	
21		肺泡囊	0.043	3220	
22			0.041	5880	
23			0.041	11 800	

数据引自 J. S. Patton 和 P. R. Byron 的文献及著作：Inhaling medicines：delivering drugs to the body through the lungs. Nature Reviews Drug Discovery. 6：67 - 74（2007）. 11；S. W. Clarke. Medical aerosol inhalers：past present and future. In：S. W. Clarke and D. Pavia（eds.），Aerosola and the lung：Clinical and experimental aspects，Butterworths，London，1984，pp. 1 - 18.

惯性是运动物体抵抗加速度的固有特性，不仅与颗粒的密度及粒径相关，还与气流速度相关。

沉降是由作用于颗粒的重力所致，主要影响粒径介于 $1 \sim 8\mu m$ 的颗粒。受沉降作用影响，颗粒在给定时间内沉降所经距离与其质量呈正相关，为重力依赖过程。药物颗粒在气管中飞行时间越久，距离越长，则颗粒接触管壁的可能性越大。

布朗扩散是气溶胶颗粒在静止空气中的不规则运动，主要是一种由于空气分子对颗粒不间断地碰撞引起的随机运动。粒径 $<1\mu m$ 的颗粒受到布朗扩散的影响可沉积到肺泡中。在肺泡中，吸入空气流速小到可以忽略，因碰撞而沉积的可能性也基本为零。药物颗粒在此部位可以停留较长时间，因重力沉降与布朗扩散而实现沉积。吸入给药过程中未沉积的药物颗粒将被呼出。粒径 $<0.5\mu m$ 的药物颗粒受布朗扩散而沉积，$>0.5\mu m$ 的药物颗粒主要受重力沉降影响而实现沉积。

总之，当药物颗粒介于 $0.1 \sim 1\mu m$ 时，药物沉积的可能性最低，因为无论碰撞、重力沉降和扩散，三种机制均对此粒径范围内的颗粒不产生明显作用。当粒径小于此范围时，扩散作用导致的颗粒碰撞增加，呼吸道内的颗粒沉积也增加。当粒径大于此范围时，重力沉降及碰撞的影响上升，总的颗粒沉积也增加。吸入药物的最佳粒径为 $2.5 \sim 6\mu m$[2]。

1.5 影响颗粒沉积的参数

开发吸入药处方及递送装置时，应考虑影响药物颗粒沉积的众多因素。

气流流速增快会增加碰撞引起的颗粒沉积，同时降低沉降及扩散引起的沉积。动物的呼吸模式，包括潮气量、流速、吸气时间等均会影响药物颗粒的沉积。整个呼吸道的药物沉积量，随着吸气时间及潮气量的增加而增加。总的药物颗粒沉积量，依赖于平均停留时间（T_m）和潮气量（V_t），其关系如公式 1.1[14]：

$$TDF = (DT_m)^{0.5} V_t^{0.49} \qquad (公式 1.1)$$

其中，D 为气溶胶颗粒的扩散系数。吸气时间或气溶胶在气道内的 T_m 和 V_t 是影响气溶胶沉积最重要的两个因素。气溶胶颗粒的沉积量随 T_m 和 V_t 的增加，几乎可实现等比例增加[14]。年龄不会对气溶胶颗粒的沉积模式产生实质性影响，但极微细粒子（1~2nm）及幼龄儿童除外（3 岁以下）[15]。人群的个体差异可能影响气溶胶颗粒的沉积与清除，影响因素包括年龄、呼吸道病变、呼吸道黏液分泌，以及是否暴露于其他呼吸道风险因素（如吸烟）等[16]。

1.6　沉积气溶胶颗粒的清除

如同其他器官一样，肺脏也进化出了自己的防御机制，以防止空气中非预期的颗粒物侵入身体。气道的解剖结构、湿度、外排机制等均利于气溶胶颗粒物的清除。气溶胶药物开发的挑战就在于需要避开肺脏的各种防御机制。

1.7　气道解剖结构与湿度

气管的逐级分支及气管直径的逐级减小利于气溶胶颗粒碰撞沉积。气溶胶颗粒越大，吸气流速越大，气管分支处角度越大，气管半径越小，则气溶胶因碰撞而沉积下来的概率越高[17]。必须清楚的是，在沉积过程中气溶胶液滴或颗粒处于一个高度变化的过程[18]。肺内的相对湿度接近 99.5%。气溶胶颗粒一旦进入呼吸道，则难以保持恒定大小。具挥发性的气溶胶会随着蒸发而变小，吸湿性的气溶胶颗粒会在气道内吸湿而增大。此外，气溶胶颗粒也可能会发生团聚（图1.3）。

因此，已知初始气溶胶颗粒大小并不能保证准确预测其在肺内的沉积。要准确递送气溶胶药物到靶部位，需要清楚气溶胶颗粒的动态变化。

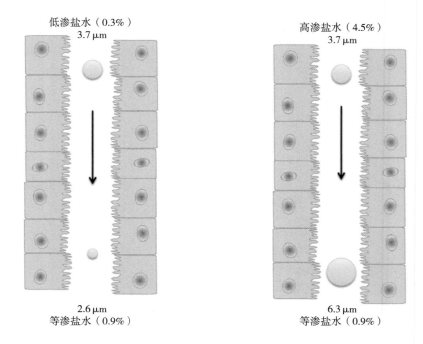

低渗盐水（0.3%）
3.7μm

高渗盐水（4.5%）
3.7μm

2.6μm
等渗盐水（0.9%）

6.3μm
等渗盐水（0.9%）

图 1.3 人呼吸道内高渗及低渗的气溶胶颗粒（3.7μm）分别增大和减小

1.8 肺脏的清除机制

一旦沉积在呼吸道表面，气溶胶颗粒接下来的去向将取决于它们的溶解度与沉积部位（表 1.2）。

表 1.2 肺内沉积颗粒的去向

颗粒类型	吸收或清除
可溶颗粒	溶解并进入血液循环
不溶颗粒	局部作用
或	迁移，转胞吞，体细胞或感觉神经细胞吸收
	淋巴吸收（~500nm）
	清除：巨噬细胞及纤毛外排

吸入的气溶胶颗粒可以溶解在肺的表面液体中，在局部起效或跨膜进入循环系统；不溶颗粒会被排出呼吸道[20-22]。

衬于肺上皮细胞的黏液厚约 $1 \sim 10 \mu m$，衬于肺泡表面的表面活性剂厚约 $0.1 \sim 0.2 \mu m$，两者构成了药物吸收的物理屏障。正常肺脏中，黏液的运动速率在不同部位的气管中是不同的，一般由纤毛细胞及纤毛摆动速率决定。肺黏液在气管中的运动速率快于支气管中的速率，并受到纤毛功能、黏液黏度及分泌量的影响。若气溶胶颗粒迅速溶解于黏液中，则可以很快进入血液循环。

亲脂性分子经被动扩散可轻易穿过气管上皮细胞。疏水性分子通过胞外途径如细胞间的紧密连接或转运体介导的胞吞胞吐作用穿过气管上皮细胞[23]。到达黏液下层后，气溶胶颗粒被吸收进入体循环系统、支气管循环系统或淋巴系统。

相对不溶的药物颗粒的清除主要由巨噬细胞的吞噬及纤毛运动外排完成。Niven[24]等的研究表明，呼吸道黏液、纤毛运动、肺泡表面衬液、肺泡表皮细胞、基底膜、肺酶、巨噬细胞及其他屏障细胞等均为阻碍药物吸收的因素。虽然肺泡表皮和毛细血管内皮对水、空气及亲脂物质的通透性较高，但对许多疏水的大分子物质及离子的通透性有限[25]。I 型肺泡细胞间的紧密连接容许通过的药物颗粒大小为 0.6nm，内皮细胞间的紧密连接则容许较大分子通过（$4 \sim 6nm$）。到达肺泡后，绝大多数多肽及蛋白分子被蛋白酶水解或被巨噬细胞吞噬。

固体颗粒在肺泡的滞留半衰期依赖于上述清除机制，在大鼠中为 70 天，在人则长达 700 天[26]。在沉积到肺泡后的 $6 \sim 12$ 小时，所有的药物颗粒均被吞噬，但此过程具有显著的粒径依赖性[27]。对肺巨噬细胞来说，最适于吞噬的颗粒大小为 $1 \sim 3 \mu m$，越小的颗粒对应的吞噬速率越慢[28]。未被吞噬的大分子及固体颗粒，如肺深部的纳米颗粒，将可进入肺上皮细胞、肺间质、血液循环，甚至淋巴结。一旦颗粒物进入血液循环，将全身分布。针对这一吸收过程，人们提出了不同的机制。其一是经呼吸道表皮细胞的胞吞作用进入肺间质，然后直接经淋巴系统进入循环系统，或通过细胞受损或凋亡时形成的较大孔道进入循环系统[2,26,29]。

对于吸入药物在肺内的代谢情况及代谢如何影响药物浓度和药效，目前所知甚少。所有在肝脏发现的酶在肺部均有少量存在（CYP450 家族酶比肝脏低 $5 \sim 20$ 倍），并沿气管及肺泡分布[30-32]。然而对大多数蛋白药物而言，在肺泡的降解并非主要的清除机制，通常 >95% 的蛋白可经肺完整吸收进入循环系统，包括胰岛素[29,33]。

1.9　局部及全身药物递送

肺表面积巨大，利于药物递送[2]。此外，肺泡表皮细胞非常薄（厚 0.1 ~ 0.5μm）[34]，可实现药物快速吸收。当药物气溶胶的 MMAD <5μm，则可实现对肺泡的高效递送。在针对肺部疾病及全身性疾病的治疗中，吸入给药技术均已建立，可实现有效的药物递送。局部吸入药物与全身吸入药物的优势见表1.3。

表1.3　局部和全身给药药物的经肺递送优势

局部给药	全身给药
高浓度药物直达病灶，减小全身暴露风险	非侵入药物递送
临床响应快	适用药物广泛，包括小分子到蛋白质大分子[35,36]
避过胃肠道吸收及肝脏首过效应	吸收表面积巨大，肺泡膜具有高渗透性[2]
以较小剂量达到全身给药同等疗效	避过首过效应且对药物破坏及酶解程度低
	吸收动力学过程可重现，因肺部给药不受类似胃肠道的酶解影响[36]

直到最近，吸入气溶胶药物仍主要限于肺部及鼻腔的局部治疗，主要原因在于当前药物吸入装置的递送效率较低，一般仅 10% ~ 15% 的发生气溶胶可真正沉积于肺部。对于肺部疾病来说，这样的递送效率可较为容易地在肺局部达到药效剂量，但对于需要全身暴露的疾病来说，所需的药量往往较大，经吸入递送难以实现。近年来在气溶胶及制剂技术方面的进步，引发了吸入递送装置的进步，更具效率且所产生的气溶胶粒径更小，可将更多的药物沉积于肺泡，利于全身吸收。

多种不同分子大小的药物已经可经肺吸入用于治疗包括呼吸系统及非呼吸系统的疾病（表1.4）。

表 1.4　经肺给药的药物

	小分子	大分子
呼吸系统疾病	吸入糖皮质激素[35]	多肽激动剂/拮抗剂[36]
	β_2激动剂[37]	抗体（抗 IgE）[38]
	胆碱能受体拮抗剂[39]	DNA（CFTR）[40]
	抗生素[41]	寡核苷酸适配子[42]
	抗真菌药[43]	
非呼吸系统疾病	吗啡[44]	多肽激动剂/拮抗剂[36]
	麻醉剂[45]	抗生素[41]
	$5HT_{1B/1D}$激动剂（曲普坦）[46]	DNA[47]
	腺苷 A1 受体激动剂[48]	寡核苷酸适配子[42]
	西地那非[49]	疫苗[50]

1.10　小结

　　虽然存在屏障，但正如本章所述，肺依然是药物递送非常理想的靶器官。除了针对肺部疾病的吸入药物可直达靶部位，避免系统暴露毒性，还在于肺部提供了一个巨大的表面，利于进行药物吸收，并且肺脏的酶含量较低，对药物代谢作用较弱。气道解剖结构、湿度、清除机制及肺部疾病等均会影响气溶胶药物的沉积，进而影响药效。要实现有效和高效率的吸入治疗，这些因素应当在吸入药物开发中予以充分考虑。

（顾静良　张海飞　译）

参考文献

[1]　Weibel E. Morphometry of the Human Lung. Berlin：Springer Verlag；1963.

[2]　Patton JS. Mechanisms of macromolecule absorption by the lungs. Advance Drug Delivery Reviews 1996；19：3 - 36.

[3]　Moren F, Dolovich M, Newhouse M, Newman S. Aerosols in Medicine：Principles, Diagnosis and Therapy. Amsterdam：Elsevier Science Publishers；1993.

[4]　O'Rahilly R. Basic Human Anatomy. Philadelphia, PA：W. B. Saunders；1983.

[5] Smyth HDC. The influence of formulation variables on the performances of alternative pro-
pellant – driven metered dose inhalers. Advance Drug Delivery Reviews 2003; 55; 807 –
828.

[6] Chrystyn H. Is total particle dose more important than particle distribution? Respiratory
Medicine 1997; 91; 17 – 19.

[7] Zanen P, Go LT, Lammers JWJ. The optimal particle – size for beta – adrenergic aerosols
in mild asthmatics. International Journal of Pharmaceutics 1994; 107; 211 – 217.

[8] Heyder J, Gebhart J, Rudolf G, Schiller CF, Stahlhofen W. Deposition of particles in the
human respiratory – tract in the size range 0. 005 – 15 – Mu – M. Journal of Aerosol Science
1986; 17; 811 – 825.

[9] Hinds WC. Aerosol Technology. New York, NY; John Wiley & Sons, Ltd; 1999.

[10] Patton JS, Byron PR. Inhaling medicines; delivering drugs to the body through the lungs.
Nature Reviews Drug Discovery 2007; 6; 67 – 74.

[11] Clarke SW. Medical aerosol inhalers; past present and future. In Clarke SW, Pavia D, edi-
tors. Aerosola and the Lung; Clinical and Experimental Aspects. London; Butterworths;
1984. pp. 1 – 18.

[12] Lourenco RV, Cotromanes E. Clinical aerosols. 1. Characterization of aerosols and their di-
agnostic uses. Archives of Internal Medicine 1982; 142; 2163 – 2172.

[13] Heyder J. Particle – transport onto human airway surfaces. European Journal of Respiratory
Diseases 1982; 63; 29 – 50.

[14] Kim CS, Jaques PA. Analysis of total respiratory deposition of inhaled ultrafine particles in
adult subjects as various breathing patterns. Aerosol Science and Technology 2004; 38;
525 – 540.

[15] Smith S, Cheng US, Yeh HC. Deposition of ultrafine particles in human tracheobronchial
airways of adults and children. Aerosol Science and Technology 2001; 35; 697 – 709.

[16] International Commission on Radiological, Protection. Human Respiratory Tract Model for
Radiological Protection. Publication 66. Oxford; Elsevier; 1994.

[17] Newman SP. Aerosol deposition considerations in inhalation – therapy. Chest 1985; 88;
S152 – S160.

[18] Courrier H, Butz N, Vandamme T. Pulmonary drug delivery systems; recent developments
and prospects. Critical Reviews in Therapeutic Drug Carrier Systems 2002; 19; 425 –
498.

[19] Phipps PR, Gonda I, Anderson SD, Bailey D, Bautovich G. Regional deposition of saline
aerosols of different tonicities in normal and asthmatic subjects. European Respiratory Jour-
nal 1994; 7; 1474 – 1482.

[20] Martonen T. On the fate of inhaled particles in the human—a comparison of experimental –
data with theoretical computations based on a symmetric and asymmetric lung. Bulletin of
Mathematical Biology 1983; 45; 409 – 424.

[21] Blank F, Rothen – Rutishauser BM, Schurch S, Gehr P. An optimized in vitro model of the
respiratory tract wall to study particle cell interactions. Journal of Aerosol Medicine—Depo-
sition Clearance and Effects in the Lung 2006; 19; 392 – 405.

[22] Finlay WH. The Mechanics of Inhaled Pharmaceutical Aerosols; An Introduction. London;
Academic Press; 2001.

[23] Summers QA. Inhaled drugs and the lung. Clinical and Experimental Allergy 1991; 21;

259 - 268.

[24] Niven RW. Delivery of biotherapeutics by inhalation aerosol. Critical Reviews in Therapeutic Drug Carrier Systems 1995; 12: 151 - 231.

[25] Sayani AP, Chien YW. Systemic delivery of peptides and proteins across absorptive mucosae. Critical Reviews in Therapeutic Drug Carrier Systems 1996; 13: 85 - 184.

[26] Oberdorster G, Oberdorster E, Oberdorster J. Nanotoxicology: an emerging discipline evolving from studies of ultrafine particles. Environmental Health Perspectives 2005; 113: 823 - 839.

[27] Lehnert BE. Pulmonary and thoracic macrophage subpopulations and clearance of particles from the lung. Environmental Health Perspectives 1992; 97: 17 - 46.

[28] Oberdorster G, Ferin J, Lehnert BE. Correlation between particle - size, in - vivo particle persistence, and lung injury. Environmental Health Perspectives 1994; 102: 173 - 179.

[29] Folkesson HG, Matthay MA, Westrom BR, Kim KJ, Karlsson BW, Hastings RH. Alveolar epithelial clearance of protein. Journal of Applied Physiology 1996; 80: 1431 - 1445.

[30] Upton RN, Doolette DJ. Kinetic aspects of drug disposition in the lungs. Clinical and Experimental Pharmacology and Physiology 1999; 26: 381 - 391.

[31] Krishna DR, Klotz U. Extrahepatic metabolism of drugs in humans. Clinical Pharmacokinetics 1994; 26: 144 - 160.

[32] Dahl AR, Lewis JL. Respiratory - tract uptake of inhalants and metabolism of xenobiotics. Annual Review of Pharmacology and Toxicology 1993; 33: 383 - 407.

[33] Hastings RH, Grady M, Sakuma T, Matthay MA. Clearance of different - sized proteins from the alveolar space in humans and rabbits. Journal of Applied Physiology 1992; 73: 1310 - 1316.

[34] Wilson C, Washington N. Physiological pharmaceutics. Chichester: John Wiley & Sons, Ltd; 1989.

[35] Byron PR, Patton JS. Drug - delivery via the respiratory - tract. Journal of Aerosol Medicine—Deposition Clearance and Effects in the Lung 1994; 7 (1): 49 - 75.

[36] Skoner DP, Angelini BL, Friday G, Gentile D. Clinical use of nebulized budesonide inhalation suspension in a child with asthma. Journal of Allergy and Clinical Immunology 1999; 104 (4): S210 - S214.

[37] Laube BL, Benedict GW, Dobs AS. Time to peak insulin level, relative bioavailability, and effect of site of deposition of nebulized insulin in patients with noninsulin - dependent diabetes mellitus. Journal of Aerosol Medicine—Deposition Clearance and Effects in the Lung 1998; 11 (3): 153 - 173.

[38] Becker AB, Simons FE. Comparison of formoterol, a new long - acting beta - agonist, with salbutamol and placebo in children with asthma. Journal of Allergy and Clinical Immunology 1989; 84 (1): 185.

[39] Fahy JV, Cockcroft DW, Boulet L - P, Wong HH, Deschesnes F, Davis EE, Ruppel J, Su JQ, Adelman DC. Effect of aerosolized anti - IgE (E25) on airway responses to inhaled allergen in asthmatic subjects. American Journal of Respiratory and Critical Care Medicine 1999; 160 (3): 1023 - 1027.

[40] ZuWallack AR, ZuWallack RL. Tiotropium bromide, a new, once - daily inhaled anticholinergic bronchodilator for chronic - obstructive pulmonary disease. Expert Opinion on Pharmacotherapy 2004; 5 (8): 1827 - 1835.

[41] Alton, EW, Stem M, Farley R, Jaffe A, Chadwick SL, Phillips J, Davies J, Smith SN, Browning J, Davies MG, Hodgson ME, Durham SR, Li D, Jeffery PK, Scallan M, Balfour R, Eastman SJ, Cheng SH, Smith AE, Meeker D, Geddes DM. Cationic lipid – mediated CFTR gene transfer to the lungs and nose of patients with cystic fibrosis: a double – blind placebo – controlled trial. Lancet 1999; 353 (9157): 947 – 954.

[42] Adi H, Young PM, Chan H – K, Stewart P, Agus H, Traini D. Cospray dried antibiotics for dry powder lung delivery. Journal of Pharmaceutical Sciences 2008; 97 (8): 3356 – 3366.

[43] Eckstein F. The versatility of oligonucleotides as potential therapeutics. Expert Opinion on Biological Therapy 2007; 7 (7): 1021 – 1034.

[44] Vaughn JM, Wiederhold NP. Murine airway histology and intracellular uptake of inhaled a-morphous itraconazole. International Journal of Pharmaceutics 2007; 338 (1 – 2): 219 – 224.

[45] Mallet JP, Diot P, Lemarie E. Aerosols for administration of systemic drugs. Revue Des Maladies Respiratoires 1997; 14 (4): 257 – 267.

[46] Hatch DJ. New inhalation agents in paediatric anaesthesia. British Journal of Anaesthesia 1999; 83 (1): 42 – 49.

[47] Dahlof C. Sumatriptan nasal spray in the acute treatment of migraine: a review of clinical studies. Cephalalgia 1999; 19 (9): 769 – 778.

[48] Harvey B – G, Hackett NR, Crystal RG. Airway epithelial CFTR mRNA expression in cystic fibrosis patients after repetitive administration of a recombinant adenovirus. Journal of Clinical Investigation 1999; 104 (9): 1245 – 1255.

[49] Russo C, Arcidiacono G, Polosa R. Adenosine receptors: promising targets for the development of novel therapeutics and diagnostics for asthma. Fundamental & Clinical Pharmacology 2006; 20 (1): 9 – 19.

[50] Ghofrani HA, Osterloh IH, Grimminger F. Sildenafil: from angina to erectile dysfunction to pulmonary hypertension and beyond. Nature Reviews Drug Discovery 2006; 5 (8): 689 – 702.

[51] LiCalsi C, Christensen T, Bennett JV, Phillips E, Witham C. Dry powder inhalation as a potential delivery method for vaccines. Vaccine 1999; 17 (13 – 14): 1796 – 1803.

经吸入和鼻腔给药药物

Daniela Traini and Paul M. Young

Respiratory Technology, The Woolcock Institute of Medical Research & The Discipline of Pharmacology, The University of Sydney, Sydney, Australia

2.1　引言

　　人类使用药用活性物质已有几千年历史，但经肺给药是一个相对较新的领域。直到1948年，当雅培实验室研制出吸入青霉素 G 的吸入剂 Aerohaler 时，吸入药物的商业化才开始；1955年，他们又开发了革命性的压力定量气雾剂（pMDI）[1]。从此以后，吸入产品和药物得以长足发展，出现了包括干粉吸入剂（DPI）、喷雾剂和鼻腔用药等不同剂型。本章将回顾三种主要的吸入剂型（DPIs、pMDIs 和喷雾剂）及经鼻腔给药的方法和制剂。

2.2　干粉吸入剂

　　干粉吸入剂（DPIs），顾名思义，为具有适合的空气动力学粒径大小的药物干粉，能够经吸入递送给药，用于疾病治疗。干粉颗粒一般应 $<6\mu m$[2]，可通过微粉化技术或其他减小粒径的技术生产。然而，这些颗粒具有较大的表面积/质量比，使它们具有很高的内聚力/黏附力。因此，药物制剂必须保证雾化时输入的能量足以克服颗粒间的黏附力，能够顺利形成干粉气溶胶，然后在呼吸道沉积。尽管从原理上看很简单，但目前对 DPI 体系中各成分的理化特性和相互作用机制仍然了解有限。以药品标准来看，许多上市产品发生效率低下，通常只有不到20%的药物能被输送到肺部[3]。为深入理解 DPI 体系中的各种作用机制，已

经有大量的研究在药剂学、干粉技术、颗粒表面、气溶胶和胶体科学等领域展开。

　　DPI 制剂的具体技术将在第 3 章阐述。基本上可以认为 DPI 的发生效率取决于干粉制剂本身和吸入装置的设计。制备干粉的主要方法有两种。

　　1. 含较大惰性辅料载体的载体制剂；

　　2. 单一团聚药物或含辅料的二元体系。

　　含载体的干粉系统有葛兰素史克（GSK）的喘乐宁干粉吸入剂（Ventolin Diskus）和诺华的福莫特罗干粉吸入剂（Foradil Aerolizer）。单一团聚药物干粉制剂的例子包括阿斯利康（AZ）的普米克都保吸入剂（Pulmicort Turbohaler）和博利康尼都保吸入剂（Bricanyl Turbohalers）。每个公司的产品会分别有一个制剂（药物名称）和一个吸入器名称。有些制剂可在多种吸入器中使用（例如，GSK 的沙丁胺醇在 Diskhaler 和 Diskus 吸入器中都可用）。

　　就设计而言，DPI 吸入器可以是单剂量型（需要由患者补充）或多剂量型（吸入前患者激活剂量）。单剂量型通常利用胶囊来储存药物，在吸入前放入吸入器由患者刺破胶囊。多剂量型将粉末储存于单独的泡罩中（随后刺破发生）或干粉储药罐中（由装置计量）。图 2.1 给出了不同形式的吸入器和示例。

　　对于上市的 DPI，需要清楚的是它们都是被动吸入装置，干粉气溶胶的发生驱动依赖于患者的吸气流速。因此重要的一点，设计开发的吸入器必须满足以下条件：（1）干粉可在一定合理的气流流速下分散；（2）分散效率可不依赖吸气流速。不同患者的肺活量和最大通气量（根据人口特征和疾病严重程度）也不同，因此，吸入器的性能和对不同气流的阻力差异对于维持药效一致性非常重要[4]。

　　DPI 吸入器已成功上市 20 多年，迄今已有多款不同吸入器已经或正在市场上销售（图 2.2）。

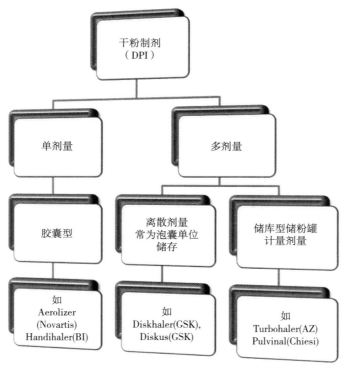

图 2.1　DPI 吸入器设计及产品示例

对于 DPI 吸入器，另一个需要考虑的重要问题是它们的易用性。DPI 吸入器的发展在某种程度上受到 pMDI 的使用协调性问题的驱动。尽管 DPI 吸入器在使用上相对没有协调性问题，但是医生开药时必须考虑到吸入器的复杂性。许多第一代和部分第二代 DPI 吸入器需要多个步骤来确保剂量加载，使用后还需要特定的清洁程序（表 2.1 Relenza 操作说明）。对于有使用障碍的患者，选择吸入器时应考虑使用步骤的复杂性。另外，当向患者介绍新的吸入器时，如果制剂为储库型或对水分敏感，其储存条件必须加以特殊说明，以避免制剂失效。新的吸入器和吸入制剂需要在全科医生、药剂师或会诊医生的充分培训下使用。

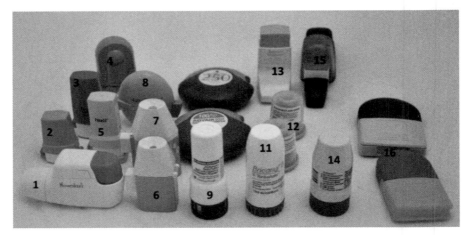

图 2.2　以往及当前的 DPI 吸入器

（1）Novolizer，授权自 Almirall S. A. 公司；（2）Aerolizer，AEROLIZER® 的图片获得默沙东授权，版权所有，AEROLIZER® 注册为诺华公司的商标；（3）Cyclohaler，授权自英国梯瓦；（4）Spinhaler，授权自 Rhodia（Fisons）；（5）Aerolizer，The AEROLIZER® 的图片获得默沙东授权，版权所有，AEROLIZER® 注册为诺华公司的商标；（6）Inhalateur Ingelheim，授权自勃林格殷格翰；（7）Aerohaler/Inhalator，授权自勃林格殷格翰；（8）Handihaler，授权自勃林格殷格翰；（9）Twisthaler，TWISTHALE® 的图片获得默沙东授权，版权所有，TWISTHALER® 注册为默沙东的商标；（10）Accuhaler/Diskus，授权自葛兰素史克；（11）Turbohaler，授权自阿斯利康；（12）Auto - Jethaler/Auto - haler，授权自德国通益公司；（13）Clickhaler，授权自 InnovataBiomed Ltd. 公司；（14）Pulvinal，授权自意大利凯西制药；（15）Easyhaler，授权自奥立安制药；（16）Diskhaler，授权自葛兰素史克（Allen & Hanburys）

表 2.1　RS01 型 DPI 吸入器（Plastiape，IT）的患者使用说明书

RS01 型 DPI 吸入器（Plastiape，IT）的正确使用方法

---

1. 打开瓶盖

2. 握住吸入器底部并逆时针旋转口含器

3. 将一粒胶囊放入吸入器底部

4. 旋转口含器至关闭状态

5. 竖直握住吸入器，向吸入器底部压两个蓝色按钮刺破胶囊，然后放开

6. 全力呼气

7. 将口含器插入口中，并紧含口含器

8. 快速深吸

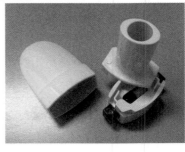

9. 闭气数十下，或尽可能长时间

10. 缓缓呼气

11. 将胶囊从吸入器取出并丢弃

12. 盖上瓶盖

2.3　喷雾剂和含抛射剂的气雾剂

液体的和含抛射剂的气溶胶系统通常归类为喷雾剂和气雾剂（pMDI）。两者之间的主要区别在于喷雾剂利用外部能量驱动雾化产生气溶胶液滴，而 pMDI 靠在制剂中加入的抛射剂提供能量实现气溶胶发生。两种技术各有优劣，均可用于溶液或混悬液，并且近年来都获得了长足的技术进步。

2.3.1　压力定量气雾剂（pMDIs）

20 世纪 50 年代，Riker Laboratories 开发了压力定量气雾剂（pMDIs），在美国称为 MDIs[5]。最初制剂中采用了氟氯烃（CFC）作为抛射剂，由于《蒙特利尔议定书》认为 CFC 是臭氧破坏分子[6]，目前已被氢氟烃（HFA）抛射剂取代（在 20 世纪 90 年代至 21 世纪初）。储药罐通常是一个带计量阀的一次成型铝罐，以罐盖压接。计量阀将高压药物的内部环境（通常为 4 ~ 5 个大气压）从周围环境（1 个大气压）隔离，揿压时，释放定量的含抛射剂制剂（通常为 25 ~ 100ml）至周围环境。药物溶解或悬浮在抛射剂中，罐内药物的局部浓度决定了给药剂量。抛射剂在喷出喷嘴时迅速膨胀，HFA 蒸发后剩下微米级的可吸入药物气溶胶。pMDI 主要组件如图 2.3 所示。

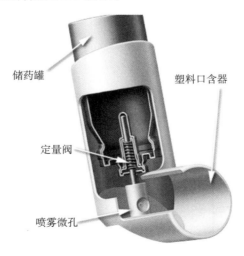

储药罐

塑料口含器

定量阀

喷雾微孔

图 2.3　pMDI 主要组件示意图

致谢：3M 药物递送系统

pMDI 吸入系统的优点在于便携性、易用性和为人们所熟悉（虽然这未必是一个优势，因为熟悉并不能保证正确使用）。缺点是，pMDI 吸入器的递送量小于 DPI 和喷雾剂（限制了治疗剂量范围）。此外，一些患者抱怨吸入时感觉到冷，这归咎于抛射剂氟利昂的快速蒸发[7]。然而，患者面临最重要的问题是该装置需要协调吸气动作和药物驱动同步进行。pMDI 是一种主动发生装置，在几微秒内递送一次剂量。与喷雾剂（患者一段时间内吸入药物）或 DPI（依靠患者的吸气流雾化粉末）不同，pMDIs 在发生过程中要求患者同步吸入气溶胶。如果患者在触发之前或之后吸入，大多数药物可能会撞击喉咙而沉积并被吞咽。为了克服这个问题，人们开发了两种方法：储雾罐和呼吸触发的 pMDIs。两者都试图克服患者协调性差的问题，各有利弊。储雾罐是附加在 pMDI 上的附件。患者或护理人员触发吸入器，将药物气溶胶送入储雾罐，然后患者通过正常呼吸吸入药物气溶胶（图 2.4A）。

因为储雾罐是附件，无须对 pMDI 进行多余调节。使用储雾罐容许治疗剂量经多次吸入实现，对幼儿和老年患者尤其有利；储雾罐可以作为吸入器的附件一并生产（如 GSK 的容量储雾罐或 3M 的气室），也可以作为通用部件用于多种 pMDI 药物（如 Avita's Funhaler）。

使用储雾罐极大地增加了 pMDI 吸入器整体尺寸。虽然在许多情况下这可能不是问题，但便捷性确实值得考虑。此外，与单独的 pMDI 相比，储雾罐增加了患者与吸入器之间的接触体积，由此递送剂量和气溶胶特性可能会发生改变[8]。

同样重要的是要考虑到装置的维护和保养问题。大多数储雾罐都有关于清洁的具体说明（图 2.4B）。一般建议储雾罐用洗涤剂或肥皂水清洗，无须冲洗或擦拭。这是由于储雾罐内表面易集聚静电，进而会吸附气溶胶颗粒，影响剂量准确性[9]。

呼吸驱动的 pMDI 通常有改良的铸件，伴随触发，储药罐将分别保持在待命状态和驱动后状态。患者通过吸入器吸气，气溶胶药物随之释放，取消了协调要求。呼吸驱动吸入器的大小与常规 pMDI 吸入器相似，需要类似的吸入动作（例如，强制吸气而非潮式呼吸）。

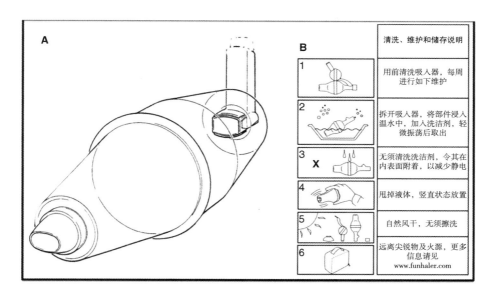

图 2.4　（A）GSK 容量储雾罐示意图；（B）Avita Funhaler 吸入器使用说明。图片改自 Rotherham general Hospitals NHS Trust。图片授权自 Avita Meical Ltd。

pMDI 技术的另一个限制是缺少剂量计数器。使用胶囊型 DPIs，患者可以看到有多少剂量可用，单位剂量型和储库型 DPI 吸入器通常也具备剂量计数器。以前，患者通过将储药罐浸入一碗水中以浮力估计剩余的药量。目前不再推荐这样做，因为一是精度差，二是可能导致阀门膨胀、进水和制剂失效。最近，人们将剂量计数器设计安装在 pMDI 吸入器上，避免了如上问题[10]。

最后，pMDI 和附件的选择应基于药物使用方式（例如，每天 1 次的类固醇与"随身携带"的缓解剂）和患者要求（包括年龄、虚弱程度、疾病严重程度和使用方便）。

2.3.2　喷雾剂

喷雾剂可以持续稳定产生适当粒径的气溶胶，用于吸入给药。传统的雾化器利用压缩空气产生微细气溶胶液滴，可通过潮式呼吸吸入（也有其他设计如振动网筛和超声雾化）。喷射雾化器包含两个主要组件：（1）喷雾器（包含喷嘴、储药罐和机械雾化部分）；（2）压缩机（图 2.5）。以前，压缩机相对较大（占地面积约为 A4 尺寸）且昂贵（现在较便宜）。雾化器组件有可重复使用的，也有一次性的。药物无菌溶液通常装在安瓿内。因其体积较大和费用较高，雾化器一般在医院使用，或需要更高剂量或更长时间治疗的严重的呼吸系统疾病患者在家中使用。相比，万托林 pMDI 制剂每剂量含沙丁胺醇 100mg，而使用雾化器时每次治疗剂量可高达 5000mg。

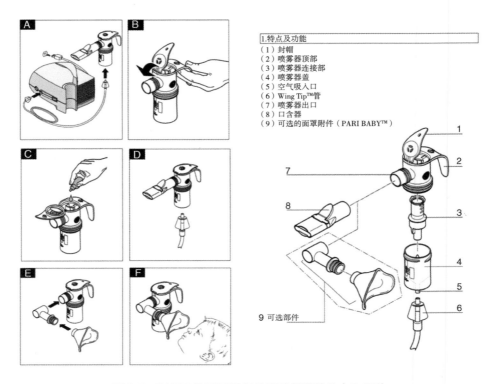

1.特点及功能
（1）封帽
（2）喷雾器顶部
（3）喷雾器连接部
（4）喷雾器盖
（5）空气吸入口
（6）Wing Tip™管
（7）喷雾器出口
（8）口含器
（9）可选的面罩附件（PARI BABY™）

9 可选部件

图 2.5　PARILC 型可重复使用喷雾器的特点和组装

感谢 PARI Respiratory Equipment Inc.

雾化器产生一个恒定的气溶胶雾流，但有一个潜在的风险，即医护人员和家属可能会暴露于患者使用的"二手药"[11]；通过对雾化器巧妙的设计（如 PARI Ltd 的呼吸增强型雾化器和 Monaghan Medical Corp 的呼吸驱动雾化器），可降低这些风险。此外，随着振动网筛技术的发展（如 PARIs eFLOW 和 Respironics I - neb），雾化器已经趋向小型化。将来，手持小型雾化器装置能够提供与喷射雾化器同等剂量的药物，也将更高效、方便。

2.4　鼻腔药物制剂

鼻腔给药制剂既有处方药，也有非处方药，可用于治疗各种常见疾病，如感冒和花粉热；然而，在过去的二十年里，鼻腔给药作为注射的替代途径，已经成为一个成熟的细分市场。鼻腔是高度血管化的，可以作为肠外注射的替代途径，并具有显著优势（无须使用注射器）。此外，这条途径还具有吸收快速、生物利用度高和患者依从性好等方面的优势。因此，已经有越来越多的上市鼻腔药物出现。

经鼻可进行局部和全身给药，鼻腔给药还可以绕过血脑屏障，使药物直达脑部靶点。虽然还处于开发的早期阶段，鼻腔给药的这一优势可望用于常见的神经系统疾病，如帕金森病和阿尔茨海默病的治疗。

鼻腔给药的优点不少，但缺点和挑战也很多，包括潜在的局部组织刺激性，鼻腔清除机制使药物迅速清除，以及由于生理和病理因素（如感冒或过敏）易导致药物吸收变异较大等。

2.4.1　鼻腔生理

一段含骨和软骨的鼻中隔将鼻腔分为左右两侧。鼻腔内表面衬以黏膜，其中有血管、腺体和纤毛。腺体产生黏液，由纤毛排往鼻腔后部，然后被吞咽。这种纤毛摆动运输黏液的机制被称为"黏液纤毛清除机制"，为鼻腔提供了一个高效的防御机制，可捕获细菌和空气中的颗粒物并加以清除，最终起到保护呼吸系统的作用。纤毛是细胞游离面伸出的突起，以每分钟＜1000 次的频率摆动，运输黏液的速率约为每分钟 5mm。有报道称，黏液纤毛清除机制从鼻腔清除异物的半衰期约 15 分钟[12]。

若鼻腔内的药物没有被纤毛清除，则可以通过两种不同的途径穿过黏膜：经细胞（穿过细胞）路径或细胞旁（细胞间）路径。一般来说，亲脂药物通过被动扩散、受体介导或囊泡转运而吸收，极性药物则通过细胞旁路径运输，穿过细胞之间的紧密交叉点（尽管在某些情况下主动转运也可能发挥作用）。因紧密连接处空间很小（＜10nm）[13]，所以细胞旁通路有药物的分子大小限制。这条通路对大分子来说效率较低。一般来说，分子量＜1000Da 被认为是细胞间通路药物吸收的上限[13]。亲脂药物（如普萘洛尔、孕酮）在鼻腔给药时显示为快速吸收曲线。对于某些药物来说，生物利用度可接近100%[14]。相比之下，极性化合物经鼻吸收的生物利用度较差，小分子的吗啡生物利用度＜10%，大分子如胰岛素生物利用度＜1%。对于极性药物，在没有主动转运时，黏液纤毛清除机制对生物利用度有很大的影响。

2.4.2 药物递送问题

药物制剂在鼻腔中的沉积位置很重要，因为不同的区域有不同的渗透性和纤毛浓度。药物的沉积情况取决于制剂特性（粒径和速度）、给药方式和鼻腔内部解剖结构。

一般认为，粒径大小对于鼻喷剂的意义没有对于吸入制剂那么关键。部分原因是鼻喷剂给药时紧挨着靶部位。此外，鼻腔结构是专门利于捕捉颗粒物的，只要药物本身不是易挥发物质，则一定会到达靶部位。通常来说，粒径 5～10μm 是理想范围。

绝大多数鼻腔药物是液体的，并以传统的按压式喷雾泵驱动递送。因此，粒径分布较为宽泛。由于递送系统本身的特点，相当一部分药物会沉积到鼻前庭，既非皮肤用药靶点也非系统用药靶点。沉积至此处的药物可能导致不良的生理影响，包括黏膜刺激和出血。最后，由于药物在靶部位的沉积不稳定（如鼻窦、中耳、嗅区），以当前的鼻喷技术进行全身给药和透过血脑屏障给药比较困难。

影响鼻腔药物递送的因素见表2.2。

表 2.2 影响经鼻给药的因素

药物理化性质	鼻腔生理	给药系统
分子大小	膜渗透性	浓度
脂水分配系数	环境 pH	pH
酶促降解	黏膜清除	渗透压
	黏膜刺激	药物分布及沉积
		对上皮的影响

2.4.3　提高经鼻给药效率的策略

渗透促进剂可提高药物的鼻腔吸收。渗透促进剂是活性辅料，可促进药物跨鼻黏膜转运[15]。此外，提高药物在鼻腔滞留时间的辅料（生物黏附分子）也可提高药物跨膜转运和生物利用度。

目前有许多种渗透促进剂（螯合剂、脂肪酸盐、磷脂、黏多糖、环糊精），其作用机制可以是以下一种或几种的组合。

1. 改变黏膜特性；
2. 打开上皮细胞间紧密连接；
3. 膜间反相胶束形成；
4. 提高膜的流动性。

另外，水溶性鼻喷剂中，对防腐剂不仅应评价其功效，还应关注其安全性。因为已经证明有的防腐剂可以影响鼻黏膜的通透性[16]。

2.4.4　市售鼻腔用药

过去的几年中，一些用于全身暴露的鼻腔用药已经开发成功并上市（表2.3）。

表 2.3　市售鼻腔用药产品

活性成分	公司	适应证
舒马曲坦	GlaxoSmithKline	偏头痛
佐米曲坦	AstraZeneca	偏头痛
麦角胺	Novartis	偏头痛
布托啡诺	Bristol – Mayer Squibb	偏头痛
雌二醇	Servier	更年期
去氨加压素	Ferring	原发性夜遗尿（因毒性撤市）
布舍瑞林	Aventis	子宫内膜异位
降血钙素	Novartis	骨质疏松症
抗原佐剂系统	Berna Biotech	流感疫苗（因毒性撤市）
冷适应病毒系统	Aviron	流感疫苗

续表

活性成分	公司	适应证
阿朴吗啡	Britannia	勃起功能障碍/帕金森症
舒马曲坦	Optinose	偏头痛
胰岛素	NanoDerma	糖尿病
吗啡	Nastech	缓解疼痛
精氨酸后叶加压素	DelSite，Inc.	尿崩症排尿量控制

很明显，对于许多现存静脉注射药物来说，经鼻给药作为一种药物递送替代途径，是非常值得考虑的。制剂方面的进展及递送技术的进步将充分发挥鼻喷剂的优势，并将扩展简便、无痛、长效的鼻腔药物和疫苗的市场空间。

2.4.5 鼻腔药物的药学开发

已有种类多样的鼻腔用药产品，依据它们的剂型分类，分别对应不同的药典检测方法（表2.4）。这些检测试验伴随药品开发进行，确保制剂和包装符合药品质量及稳定性要求[17]。从表2.4可见，并不是每种鼻腔用药都需要进行所有检测。需要注意的是，对于鼻腔用药，并不要求进行微细粒子评价，因为在此水平上，喷射剂量和可吸入剂量之间没有差别。实际上，对鼻腔治疗而言，药物直接递送至鼻腔，碰撞并沉积到黏膜，而不再经气流运输离开鼻腔。除了滴鼻剂之外，所有鼻腔用药制剂的颗粒/液滴粒径分布必须进行评价，药物颗粒应 > 20μm，以减少在肺内和胃肠道的沉积[18,19]。

表 2.4　鼻腔用药产品开发中的研究项目

研究项目	压力定量鼻喷剂	鼻用粉剂	鼻用溶液			非压力多次定量喷剂
			一次性滴液	多次用滴液	一次性喷剂	
物理特性	是	是	是	是	是	是
最小装量理由	是	是	是	是	是	是
提取物/浸出物	是	否	是	是	是	是
全周期剂量一致性	是	是	否	否	否	是

续表

研究项目	压力定量鼻喷剂	鼻用粉剂	鼻用溶液			
			一次性滴液	多次用滴液	一次性喷剂	非压力多次定量喷剂
粒径分布	是	是	否	否	是	是
振荡要求	是	否	是	是	是	是
初始及再启动要求	是	否	否	否	是	是
清洁要求	是	是	否	是	否	是
低温表现	是	否	否	是	是	否
温度循环后表现	是	是	否	是	是	是
环境湿度影响	是	是	否	否	否	否
耐用性	是	是	是	是	是	是
吸入装置开发	是	是	是	是	是	是
防腐剂功效	否	否	是	是	是	是

　　FDA 对于鼻腔产品的指导原则中建议了粒径分布、重复性及鼻喷剂的动力学等检测项目，可应用于鼻喷气溶胶或鼻用喷雾剂等局部用药产品的体外生物利用度和生物等效性研究[20]。这些检测可以用激光衍射技术进行［如 Spraytech（英国马尔文仪器）或等同物］。

2.5　小结

　　众多吸入和鼻腔用药可以用于治疗多种不同疾病（包括局部和全身），这些产品各自采用了不同的制剂和装置，以确保产品的可重复性、稳定性及质量。DPI 剂型和 pMDI 剂型将在第 3 章进行详细讨论。

（曹瑾　译）

参考文献

[1] Versteeg HK, Hargrave GK. Fundamentals and resilience of the original MDI actuator design. In Dalby RN, Byron PR, Peart J, Suman JD, Farr SJ, editors. Respiratory Drug Delivery X. Boca Raton, FL: Davis Healthcare International; 2006.

[2] Patton JS, Byron PR. Inhaling medicines: delivering drugs to the body through the lungs. Nature Reviews Drug Discovery 2007; 6 (1): 67 - 74.

[3] Smith IJ, Parry - Billings M. The inhalers of the future? A review of dry powder devices on the market today. Pulmonary Pharmacology & Therapeutics 2003; 16 (2): 79 - 95.

[4] Prime D, Atkins PJ, Slater A, Sumby B. Review of dry powder inhalers. Advanced Drug Delivery Reviews 1997; 26 (1): 51 - 58.

[5] Freedman T. Medihaler therapy for bronchial asthma: a new type of aerosol therapy. Postgraduate Medical Journal 1956; 20: 667 - 673.

[6] United Nations Environment, Programme. , Handbook for International Treaties for the Protection of the Ozone Layer. Kenya: United Nations Environment Programme; 1996.

[7] Purewal TS, Grant DJ. Metered Dose Inhaler Technology. London: Informa Healthcare; 1997.

[8] Chew NY, Chan HK. The effect of spacers on the delivery of metered dose aerosols of nedocromil sodium and disodium cromoglycate. International Journal of Pharmaceutics 2000; 200 (1): 87 - 92.

[9] Anhoj J, Bisgaard H, Lipworth BJ. Effect of electrostatic charge in plastic spacers on the lung delivery of HFA - salbutamol in children. British Journal of Clinical Pharmacology 1999; 47 (3): 333 - 336.

[10] West JJ, O' Brien O, Ellis JC, O' Brien CA. In vitro comparison of the performance of salmeterol/fluticasone propionate HFA metered dose inhaler (MDI) with and without MDI counter. Journal of Allergy and Clinical Immunology 2005; 115 (2): S149.

[11] Tang JW, Li Y, Eames I, Chan PKS, Ridgway GL. Factors involved in the aerosol transmission of infection and control of ventilation in healthcare premises. Journal of Hospital Infection 2006; 64 (2): 100 - 114.

[12] Soane RJ, Frier M, Perkins AC, Jones NS, Davis SS, Illum L. Evaluation of the clearance characteristics of bioadhesive systems in humans. International Journal of Pharmeutics 1999; 178: 55 - 65.

[13] McMartin C, Hutchinson LEF, Hyde R, Peters GE. Analysis of structural requirements for the absorption of drugs and macromolecules from the nasal cavity. Journal of Pharmaceutical Sciences 1987; 76: 535 - 540.

[14] Illum L. Nasal drug delivery—possibilities, problems and solutions. Journal of Controlled Release 2003; 1 - 3 (87): 187 - 198.

[15] Davis SS, Illum L. Absorption enhancers for nasal drug delivery. Clinical Pharmacokinetics 2003; 42 (13): 1107 - 1128.

[16] Bortolotti F, Balducci AG, Sonvico F, Russo P, Colombo G. In vitro permeation of desmopressin across rabbit nasal mucosa from liquid nasal sprays: the enhancing effect of potassi-

um sorbate. European Journal of Pharmaceutical Sciences 2009；37（11）：36 – 42.

[17] EMEA. Guideline on the pharmaceutical quality of inhalation and nasal products. London：European Medicines Agency；2005.

[18] DeAscentiis A, Bettini R, Caponetti G, Catellani PL, Peracchia MT, Santi P, Comolombo P. Delivery of nasal powders of beta – cyclodextrin by insufflation. Pharmaceutical Research 1996；13（5）：734 – 738.

[19] Russo P, Sacchetti C, Pasquali I, Bettini R, Massimo G, Colombo P, Rossi A. Primary microparticles and agglomerates of morphine for nasal insufflation. Journal of Pharmaceutical Sciences 2006；95（12）：2553 – 2561.

[20] US FDA. Nasal Spray and Inhalation Solution, Suspension, and Spray Drug Products—Chemistry, Manufacturing, and Controls Documentation. Silver Spring, MD：US Food and Drug Administration；2002. pp. 1 – 45.

第 3 章

吸入药物制剂

Daniela Traini and Paul M. Young

Respiratory Technology, The Woolcock Institute of Medical Research & The Discipline of Pharmacology, The University of Sydney, Sydney, Australia

3.1 引言

第 2 章重点介绍了将药物送到呼吸道的不同方法和市售吸入器。对于非严重哮喘的常规治疗，最常用的两种吸入器是压力定量吸入器（pMDIs）和干粉吸入器（DPIs）。正如第 2 章所讨论的，这一领域的研究跨越了 50 多年，市场上现存各种各样的吸入装置。这些吸入装置背后的技术也是相当广泛的。本章将重点介绍 pMDI 和 DPI 系统的组成原理及相关研究。

3.2 压力定量气雾剂（pMDIs）

抛射剂的介电常数较低，且相对呈惰性。在加压抛射剂液体中加入活性药物成分的气雾剂制剂相对复杂。氯氟烃（CFCs）曾被用作抛射剂，但由于它们的臭氧消耗作用[1]，在 1989 年《蒙特利尔议定书》制定之后被逐步淘汰。

氢氟烷（HFAs）被认为是一种良好的替代液体抛射剂，在环境中呈惰性状态[2]。此外，HFAs 没有潜在的毒性问题[3]。

pMDIs 的制剂中使用了两种 HFAs，即 HFA 227 和 HFA 134a。命名的编号（XYZ）如下：X = 碳原子数 − 1；Y = 氢原子数 + 1；Z = 氟原子的数量。这个序列后面的字母有时用来表示异构（如 HFA 134a），随着后缀值的增大，对称性降低[4]。

HFA 227 和 HFA 134a 的结构如图 3.1 所示，基本物理性质见表 3.1。

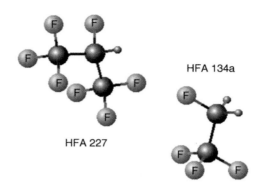

图 3.1 HFA 227 和 HFA 134a 抛射剂的化学结构

表 3.1 HFA 227 和 HFA 134a 基本物理性质

	HFA 227	HFA 134a
化学名	1,1,1,2,3,3,3 – heptafluoropropane	1,1,1,2 – tetrafluoroethane
化学式	$CF_3 – CFH – CF_3$	CF_3CH_2F
分子量	170.03	102.03
沸点（℃）	– 16.5	– 26.3
蒸汽压（bar）	3.90	5.72
介电常数	4.1	9.8
介质密度（kg/m^3）	1408	1226
水中溶解度（g/kg，25℃）	0.61	2.20
乙醇中溶解度（25℃）	易混合	易混合

HFAs 沸点低，蒸汽压高，介电常数低。虽然 HFAs 的许多物理性质与 CFCs 相似，但无法将制剂中的 CFC 直接用 HFA 替代。之前的 CFC 气雾剂，药物混悬于 CFC 中，并采用表面活性剂作为稳定剂。随着气雾剂体系向以 HFA 为基础的气雾剂体系转化，研究发现，HFAs 对这些表面活性剂的溶解能力不足[5]，无法形成稳定的絮凝体系。因此，HFA 的 pMDI 制剂系统必须从零开始重新开发。

基于 HFA 的 pMDI 系统的制剂技术通常分为混悬液和溶液技术。顾名思义，混悬型制剂是有或没有稳定剂的药物混悬制剂，而溶解型制剂中药物溶于 HFA，可以有或没有助溶剂、添加剂和稳定剂。下面将详细讨论这些技术。

3.2.1　混悬液技术

要认清混悬液稳定性在 pMDI 系统中的重要性，必须考虑到气雾剂的剂量计量方式。与传统的药物混悬液不同，pMDI 制剂的剂量必须以这样一种方式计量，即在保持制剂完整性的同时，将少量加压液体暴露于标准压力下，然后迅速膨胀，产生气溶胶（图 3.2）。

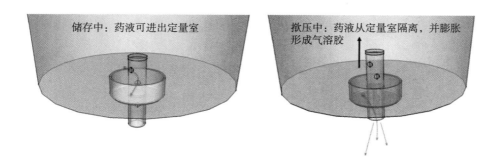

图 3. 2　常规 pMDI 阀门前后驱动示意图

首先要考虑的重点是定量室。在储存期间和启动前，大部分制剂可连续进入定量室。定量室腔体容积小，一般在 50μl 左右。因此，为了确保剂量一致，需要（1）保持混悬液均匀或（2）随时重新混悬，以便将均质的混悬液引入定量室。

另一个重要问题是使用的材料，包括弹簧、定量室腔体、罐壁和垫圈在内的部件等，对药物的黏附/吸收性要相对较低。此外，压力密封垫圈对于制剂中的液体需要具有较低的透水性和最小的溶胀性[6,7]。

制药教科书提供了一系列制作常规混悬液的策略：结合利用斯托克斯定律（Stoke's Law）和双电层力创建一个稳定的絮凝系统［如利用德加根和兰多，维尔威和奥贝克（DLVO）理论］。但 HFAs 的介电常数较低（表 3.1），因此对混悬粒子的双电层力也较弱。

为了克服这些问题，吸入制剂必须改变药物和介质的基本特性（例如，通过改变抛射剂/药物密度，或通过改变颗粒大小来降低沉降速度）或改变颗粒之间的接触动力学。虽然前一种方法很吸引人，但实际上改变颗粒的大小或密度是非常困难的，因为当颗粒的粒径减少或助溶剂添加到制剂中时，奥斯瓦尔德熟化效应会起效，即制剂中部分药物晶体颗粒会增大。

　　改变颗粒之间的接触动力学似乎更简单易行，因为表面活性剂通常用于药物制剂中，以改变界面张力，形成胶体桥，或作为颗粒外壳。虽然油酸等表面活性剂曾用于 CFC 制剂，但它们不溶于 HFAs，需要助溶剂，这可能会影响混悬药物的稳定性和溶解度[5]。幸运的是，现在已发现了可溶于 HFAs 的潜在替代品，包括长链聚合物如聚乙二醇（PEG）或聚乙烯吡咯烷酮（PVP），氟化羧酸/酯表面活性剂，以及亲水表面活性剂。

　　这些 HFA 可溶性表面活性剂能够通过降低颗粒之间和颗粒与 pMDI 组分之间的相互作用而产生稳定的混悬液。图 3.3A 为 PEG 浓度和分子量对一典型抛射剂中药物颗粒间黏附力的影响，个例见文献［8］。

　　除了通过添加表面活性剂改变药物颗粒的"表面化学性质"外，也可通过材料选择或涂层技术改变 pMDI 储药罐的表面能。这可以在图 3.3B 中比较药物与玻璃、铝或聚四氟乙烯（PTFE）的黏附性时看到。对罐装材料的精心选择已经体现在商业 pMDI 产品中，最明显的例子是 Ventolin HFA 产品。该 pMDI 产品使用了一种内表面涂有氟的储药罐，而不添加任何额外的表面活性剂[9]。

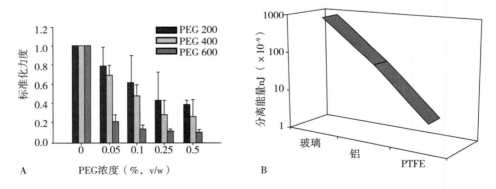

图 3.3　（A）HFA 体系中聚合物浓度和链长对药物颗粒黏附的影响；（B）药物与不同储药罐材料的黏附性

（A）经作者同意转载自 Traini D，Young PM，Rogueda P，Price R. Investigation into the influence of polymeric stabilizing excipients on inter－particulate forces in pressurised metered dose inhalers. Int J Pharm. 2006；（B）数据来源于 Traini D，Young PM，Rogueda P，Price R. Investigation into the influence of polymeric stabilizing excipients on inter－particulate forces in pressurised metered dose inhalers. Int J Pharm. 2006

3.2.2 溶液技术

基于溶液的 pMDIs 无混悬液相关的问题（即沉积、结块、颗粒黏附、奥斯瓦尔德熟化等）；然而，它也有自己特殊的问题需要详加考虑。溶液型 pMDIs 是一种高效的分散体系，其中的单个药物分子会与 HFA/制剂在分子水平上相互作用。因此，与混悬体系相比，这种体系具有更高的化学降解潜力。此外，传统用于 pMDIs 的药物分子不易溶于 HFAs，因此需要助溶剂。当溶解时，这些溶液型体系需要良好的物理稳定性，并且在温度变化时不能产生沉淀。

如表 3.1 所示，乙醇在 HFAs 中是可混溶的，也是许多疏水性药物的良好溶剂。因此，乙醇可用作助溶剂。

一个含乙醇助溶剂/HFA 制剂的例子是 3Ms 的倍氯米松二丙酸制剂——Qvar。据报道，与以前的混悬 pMDIs[10] 相比，Qvar 改善了药物吸入沉积率（人体研究中 50%~60%）。这很可能是由于与混悬液相比，溶液制剂的性质所致。在混悬液中，吸入药物的颗粒大小取决于微粉化物质的大小。然而，在溶液型 pMDIs 中，吸入的颗粒大小取决于抛射剂中药物的浓度和雾化过程中液滴处方的性质（即小液滴产生小颗粒）。通过控制喷嘴直径和蒸汽压等参数，可以控制最终的粒径分布及在呼吸道的沉积（图 3.4）。例如，通过减小喷嘴尺寸（当气溶胶液滴离开 pMDI 时形成的小孔），可以观察到液滴直径的减小。这可以使最终的气溶胶粒径减小，肺内沉积量增加。

一般而言，溶液型 pMDIs 采用挥发性助溶剂，由于干燥气溶胶的颗粒较小，最终产生较高比例的微细粒子。Qvar 的颗粒粒径为 $0.8 \sim 1.2\mu m$。虽然适用于吸入给药，但这种大小的气溶胶主要沉积在肺泡内。对于另外一些制剂来说，这点并不适合，往往因为不能满足疾病的临床要求或不能与其他药物实现生物等效性。

通过添加非挥发性试剂[11]可以改变溶剂型 pMDIs 的粒径。非挥发性试剂可溶于 HFA – 助溶剂体系；然而，它们不会在气溶胶发生过程中蒸发。由于蒸发依赖于初始溶液的组成，将非挥发成分添加到制剂中，最终的气溶胶将包含药物和非挥发的添加剂。因此，通过增加非挥发性组分的浓度，可能会增加最终的气溶胶颗粒大小。非挥发性组分包括甘油和聚醚二甘醇，凯西制药的 Modulite 吸入剂使用了这两种组分，当增加药物浓度和非挥发性浓度时，导致质量中值空气动力学粒径（MMAD）的增大（图 3.5）。

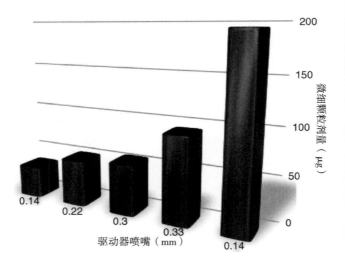

图3.4 驱动器喷孔直径对 pMDI 溶液中二丙酸倍氯米松（BDP）微细粒子剂量的影响

授权转自 Ganderton D，Lewis D，Davies R，Meakin B，Brambilla G，Church T. Modulite（R）：a means of designing the aerosols generated by pressurized metered dose inhalers. Respiratory Medicine 2002；96：S3 – S8

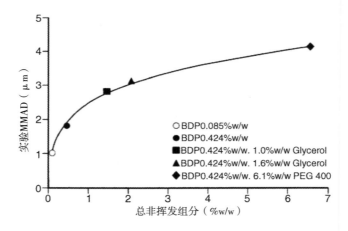

图3.5 总非挥发性组分对 HFA 134a 中 BDP pMDI 溶液制剂 MMAD 的影响

授权转自：Ganderton D，Lewis D，Davies R，Meakin B，Brambilla G，Church T，Modulite（R）：a means of designing the aerosols generated by pressurized metered dose inhalers. Respiratory Medicine 2002；96：S3 – S8

3.3　干粉吸入剂制剂

一个有效的干粉吸入制剂（DPIs）基于吸入装置与干粉制剂的相互匹配。在大多数 DPIs 中，采用两种干粉制剂路线：载体体系和团聚体系。虽然存在其他制剂选择（例如，由喷雾干燥技术制备 DPI 制剂），但本章仅讨论这两种主要技术及影响其性能的因素。

3.3.1　载体技术

使用载体的原因是微米级药物颗粒的流动性能较差，而且极小体积/质量的药物剂量计量也非常困难。与传统固体剂型相比，DPIs 的治疗剂量通常非常小（如福莫特醇－富玛酸－二水合物 ≤12μg）。通过将药物与乳糖等较大的载体混合，更易于在吸入过程中进行药物剂量计量及雾化发生（图 3.6）。

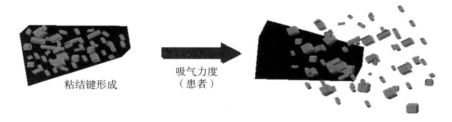

粘结键形成　　　吸气力度（患者）

图 3.6　基于 DPI 载体的干粉制剂示意图

载体制剂基于有序混合的原理[12]。与随机混合相比，有序混合的结果可产生一个"可预测的"成分分布。由于药物颗粒比载体小得多（通常小一个数量级），较小的药物颗粒优先黏附在载体上，从而形成黏附混合物。在吸入过程中，患者吸气的能量必须克服黏附力，使药物颗粒从载体上释放出来，进入呼吸道。然而，药物与载体之间的黏附力也可能大于吸气的能量，在这种情况下药物将继续黏附在载体上，并在咽喉处撞击后沉积被吞入胃肠道，而不是被吸入。这样的结果使这种制剂并不像乍看起来那么简单。为了正确理解这一点，可以从描述实心球体（直径为 d）与平面[13]的黏附（F_{adh}）的公式（公式 3.1）计算药物颗粒与载体之间的黏附力，并与重力、离心力或气流赋予的力进行比较（图 3.7）。

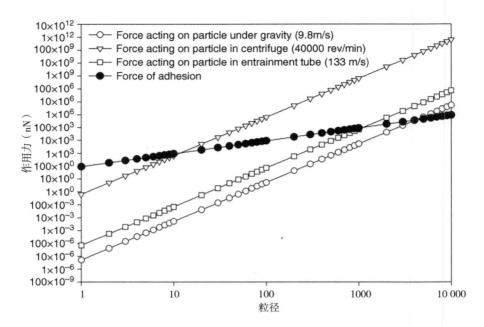

图 3.7 将疏水性球体从平面上移除所需的理论力，与重力和线性加速度作用在球体上的理论力的关系

黏附公式：

$$F_{adh} = 0.063\ 2d\ [1 + 0.009\ (\%\,RH)]\qquad（公式\ 3.1）$$

从图 3.7 可以看出，施加在微米级颗粒上的力一般小于黏附力。虽然这是一个非常简单的计算，但它确实在一定程度上描述了 DPIs 的低效率。常见的微细粒子比例一般 <20%[14]。

一般来说，制剂的首先要求是具有剂量一致性和良好的粉末流动性。因此，通过修饰载体来改善气溶胶性能的技术是当前的一个核心研究主题，有许多吸入和定制等级的乳糖可用于 DPI 制剂[15-19]。

药物载体的黏附力和性能被认为受两个因素支配：（1）"活性位点"的存在；（2）药物/微粉团聚。活性位点可以被认为是乳糖表面上具有高黏附性的区域；黏附在这些区域的药物颗粒将更加难以清除。活性位点可能是由于形态特征（即表面的凹坑和裂缝）、表面粗糙度、无定形含量和（或）表面能量等的改变（由于多态性、表面化学等）而形成的。图 3.8（左图）显示了在乳糖载体表面活性位点捕获的药物颗粒及对性能的影响，在这些活性位点被填充[20]之前，药物颗粒难以从载体表面释放出来。此外，在这个例子中可以看到，蚀刻表面可以减少活性位点的数量。由于需要填充的活性位点数量减少，在较低的阈值剂量下雾化性能即有提高[21]。

图 3.8（右图）显示了乳糖微粉对性能的影响。微细粒子可视为与药物大小相似的辅料颗粒。由于辅料与药物颗粒的大小相似，它们与较大的载体形成有序的混合，但同时与其他细小颗粒或药物颗粒也可能形成很强的黏附/内聚键[22-24]。此外，据报道，这一机制具有剂量依赖性，其中微细粒子浓度的增加导致微细颗粒/微细药物颗粒接触的可能性增加，从而形成团聚体[25]。这些微团聚体、多重态或药物与微粒集群的形成导致活性药物的有效质量增加，从而使表面面积/质量比下降。最终，吸入过程中给予药物颗粒更大的吸力（图 3.7），被夹带的药物颗粒将分散并进入肺内。活性位点和微细粒子团聚理论指导了乳糖的开发，人们通过处理乳糖，可以减少活性位点的数量和（或）开发微细乳糖颗粒并应用于制剂。

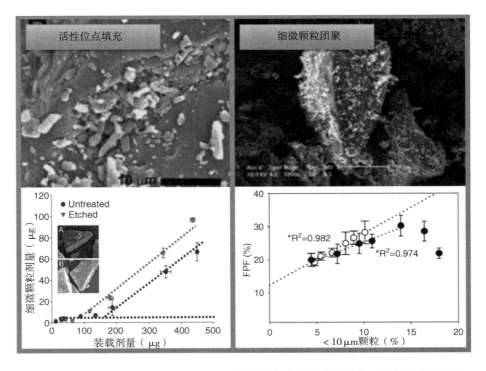

图 3.8　活性位点和微细粒子团聚理论；效应与相应的雾化性能关系的扫描电镜图像

经允许转载自参考文献［21-23］

如前所述，由于药物颗粒的高表面积/质量比，药物颗粒与载体之间的黏附力很大。然而，黏附力的大小与各组分颗粒的表面自由能及两个相邻颗粒表面之间的有效接触面积总量成正比。例如，药物颗粒在平面上的黏附力（图3.9B）将比在有许多凸起的粗糙表面上的黏附力大（图3.9C），因为总的接触面积和黏附力都减小了。有趣的是，研究观察发现，当有凹坑和裂纹的不规则表面时，由于接触面积的增加，黏附力反而会增加（正如在活性位点理论中所讨论的那样）（图3.9A）。许多研究报告了改变载体表面粗糙度的方法：包括湿磨[26]，表面蚀刻[27]，控制结晶[28]和粒化[29]。

载体表面粗糙度的改变可能导致与药物颗粒接触面积的改变；然而，这不大会影响固有的表面能，后者取决于表面化学物质和分子在表面的排列。改变活性药物成分的化学性质并不容易，因此也不推荐此方法，但可以改变载体的表面化学性质，而且不会伴随毒副作用风险。

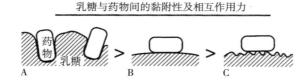

图3.9 载体粗糙度对药物黏附力的影响

表面能的改变主要通过3个过程：（1）采用替代载体；（2）现有载体改造成不同的晶型或不同的晶习；（3）使用第三种物质处理现有载体以改变其表面化学性质（如涂层）。

Tee等[30]、Steckel & Bolzen[31]和Traini[32]等研究了用于DPI制剂的各种糖和糖醇（从多元醇，如甘露醇和赤藓糖醇，到更复杂的双糖，如蔗糖和乳糖）。虽然其中许多已经显示出使用潜力，但乳糖仍然是最常用的DPI辅料，这极可能是由于受到监管机构的接受度影响[15]。

不同晶型乳糖的结晶和生产也为改变表面化学性质与DPI性能提供了机会。例如，Traini等[33]研究了乳糖的不同晶体堆积排列、表面能和它们作为DPI载体的性能之间的关系（图3.10）。一般来说，载体表面能的增加可使药物载体黏附力增加。其结果是，随着表面能的增加，药物雾化性能整体下降。然而，利用多晶型来提高DPIs的性能是有限的，因为晶型和晶习的数量与形式是有限的（受到晶体堆积组合的数量和晶体生长条件的限制）。

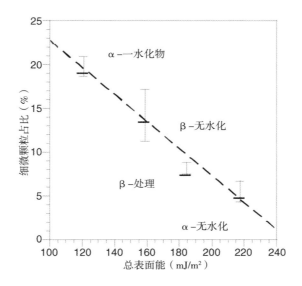

图 3.10　乳糖多态性对药物雾化效率和表面能的影响

　　另一种方法是通过涂覆不同化合物来改变表面化学性质。例如，在片剂生产中常用的润滑剂硬脂酸镁，可以通过高剪切湿混合[26]或机械挤压[34]涂敷在乳糖表面。由于三元介质可以改变药物与载体之间的黏附力，所以常被称为作用力控制剂（FCA）。除了硬脂酸镁，研究的作用力控制剂还包括亮氨酸、蔗糖硬脂酸盐和硬脂酸钠。凯西制药的倍氯米松干粉剂就使用这种方法，在制剂中加入了硬脂酸镁[35]。

3.3.2　团聚技术

　　与载体剂型相比，团聚剂型不含大的惰性物质，而含有许多微米级、适合吸入的球状团聚体。通过控制团聚程度，保持了粉末的流动性和分散性，使剂量计量和粉末雾化都简单方便。在吸入过程中，载体体系需要从载体表面释放药物，团聚体系则需要依靠足够的吸气能量来打破粉末网络结构（产生适于吸入大小的初级颗粒）（图 3.11）。

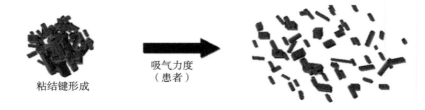

粘结键形成　　　　吸气力度
（患者）

图 3.11　团聚形成和分散

与初级微米级粉末相比，团聚颗粒尺寸较大，因而团聚体系具有良好的流动性和剂量计量性能。阿斯利康的都保吸入剂使用了这项技术，例如普米克布地奈德制剂（含 $100 \sim 400 \mu g$/剂量）[36]。然而，当制剂剂量 $< 100 \mu g$ 时，由于团聚体体积太小，无法保持良好的流动性。因此，低剂量团聚体制剂都是含有药物和微粉辅料的二元体系。

3.4　小结

pMDI 和 DPI 药物制剂的研究与开发是一个持续发展的领域。本章集中讨论了核心的制剂策略，以便一窥这一领域的复杂性。很明显，未来的吸入制剂还须实现更高的肺沉积率，目前的技术水平还有很大的提升空间。

（张天竺　译）

参考文献

［1］　Molina MJ, Rowland FS. Stratospheric sink for chlorofluoromethanes—chlorine atomic – catalysed destruction of ozone. Nature 1974；249（5460）：810 – 812.

［2］　Jones DS, McCoy CP. Heptafluoropropane（HFC）. In Rowe RC, Sheskey PJ, Weller PJ, editors. Handbook of Pharmaceutical Excipients. London：Pharmaceutical Press；2009. pp. 303 – 305.

［3］　Alexander DJ, Libretto SE. An overview of the toxicology of Hfa – 134a（1, 1, 1, 2 – tetrafluoroethane）. Human & Experimental Toxicology 1995；14（9）：715 – 720.

［4］　Solvay Fluor. Solkane® 227 Pharma and 134a Ph arma Data Sheet . http：//www. solvayche – micals. com/EN/products/Fluor/Hydrofluorocarbons _ HFC/Solkane227pharma. aspx and http：//www. solvaychemicals. com/EN/products/Fluor/Hydrofluorocarbons _ HFC/Solkane1 34 apharma. aspx. 2010〔last accessed Jan 17, 2010〕.

［5〕　Smyth HDC. The influence of formulation variables on the performance of alternative propellant - driven metered dose inhalers. Advanced Drug Delivery Reviews 2003；55（7）：807 - 828.

［6〕　Atkins PJ, editor. The Development of New Solution Metered Dose Inhaler Delivery Systems. Buffalo Grove, IL：Proceedings of Respiratory Drug Delivery；1990.

［7〕　Kontny MJ, Destefano G, Jager PD, Mcnamara DP, Turi JS, Vancampen L. Issues surrounding MDI formulation development with non - CFC propellants. Journal of Aerosol Medicine 1991；4（3）：181 - 187.

［8〕　Traini D, Young PM, Rogueda P, Price R. Investigation into the influence of polymeric stabilizing excipients on inter - particulate forces in pressurised metered dose inhalers. International Journal of Pharmaceutics 2006；320（1 - 2）：58 - 63.

［9〕　Ashurst ICW（GB）, Herman CSR（NC）, Li L SP（NJ）, Riebe MTR（NC）, inventors；Glaxo Wellcome Inc.（Research Triangle Park, NC）；Glaxo Group Limited（Greenford, GB）, assignee. Metered dose inhaler for salmeterol. US patent 6143277. 1996.

［10〕　Leach CL. Targeting inhaled steroids. International Journal of Clinical Practice 1998；96：23 - 27.

［11〕　Ganderton D, Lewis D, Davies R, Meakin B, Brambilla G, Church T. Modulite（R）：a means of designing the aerosols generated by pressurized metered dose inhalers. Respiratory Medicine 2002；96：S3 - S8.

［12〕　Hersey JA. Ordered mixing—new concept in powder mixing practice 17. Powder Technology 1975；11（1）：41 - 44.

［13〕　 Hinds WC. Aerosol Technology. New York, NY：John Willey & Sons, Ltd；1999.

［14〕　Smith IJ, Parry - Billings M. The inhalers of the future? A review of dry powder devices on the market today. Pulmonary Pharmacology & Therapeutics 2003；16（2）：79 - 95.

［15〕　Edge S, Kaerger S, Shur J. Lactose, inhalation. In Rowe RC, Sheskey PJ, Weller PJ, editors. Handbook of Pharmaceutical Excipients. London：Pharmaceutical Press；2009. pp. 362 - 4.

［16〕　Edge S, Kaerger S, Shur J. Lactose, anhydrous. In Rowe RC, Sheskey PJ, Weller PJ, editors. Handbook of Pharmaceutical Excipients. London：Pharmaceutical Press；2009. pp. 359 - 361.

［17〕　Edge S, Kaerger S, Shur J. Lactose, monohydrate. In Rowe RC, Sheskey PJ, Weller PJ, editors. Handbook of Pharmaceutical Excipients. London：Pharmaceutical Press；2009. pp. 364 - 369.

［18〕　Edge S, Kaerger S, Shur J. Lactose, spray - dried. In Rowe RC, Sheskey PJ, Weller PJ, editors. Handbook of Pharmaceutical Excipients. London：Pharmaceutical Press；2009. pp. 376 - 378.

［19〕　Kaerger SJ, Price R, Young PM, Tobyn MJ. Carriers for DPIs：formulation and regulatory challenges. Pharmaceutical Technology Europe 2006；October edition：25 - 30.

［20〕　Young PM, Edge S, Traini D, Jones MD, Price R, El - Sabawi D, et al. The influence of dose on the performance of dry powder inhalation systems 1. International Journal of Pharmaceutics 2005；296（1 - 2）：26 - 33.

［21〕　El - Sabawi D, Edge S, Price R, Young P. Continued investigation into the influence of loaded dose on the performance of dry powder inhalers：surface smoothing effects. Drug Development and Industrial Pharmacy 2006；32（10）：1135 - 1138.

[22] Islam N, Stewart P, Larson I, Hartley P. Lactose surface modification by decantation：are drug - fine lactose ratios the key to better dispersion of salmeterol xinafoate from lactose – interactive mixtures? 2. Pharmaceutical Research 2004；21（3）：492 - 499.

[23] Jones MD, Price R. The influence of fine excipient particles on the performance of carrier – based dry powder inhalation formulations. Pharmaceutical Research 2006；23（8）：1665 - 1674.

[24] Lucas P, Anderson K, Staniforth JN. Protein deposition from dry powder inhalers：fine particle multiplets as performance modifiers. Pharmaceutical Research 1998；15（4）：562 - 569.

[25] Young PM, Traini D, Chan HK, Chiou H, Edge S, Tee T. The influence of mechanical processing dry powder inhaler carriers on drug aerosolisation performance. Journal of Pharmaceutical Sciences 2007；96（5）：1331 - 1341.

[26] Ferrari F, Cocconi D, Bettini R, Giordano F, Sant P, Tobyn MJ et al. The surface roughness of lactose particles can be modulated by wet – smoothing using a highshear mixer. AAPS PharmSciTech 2004；5（4）：1 - 6.

[27] El – Sabawi D, Price R, Edge S, Young PM. Novel temperature controlled surface dissolution of excipient particles for carrier based dry powder inhaler formulations 1. Drug Development and Industrial Pharmacy 2006；32（2）：243 - 251.

[28] Zeng XM, Martin GP, Marriott C, Pritchard J. The use of lactose recrystallised from carbopol gels as a carrier for aerosolised salbutamol sulphate. European Journal of Pharmaceutics and Biopharmaceutics 2001；51（1）：55 - 62.

[29] Young PM, Roberts D, Chiou H, Rae W, Chan HK, Traini D. Composite carriers improve the aerosolisation efficiency of drugs for respiratory delivery. Journal of Aerosol Science 2008；39（1）：82 - 93.

[30] Tee SK, Marriott C, Zeng XM, Martin GP. The use of different sugars as fine and coarse carriers for aerosolised salbutamol sulphate. International Journal of Pharmaceutics 2000；208（1 - 2）：111 - 123.

[31] Steckel H, Bolzen N. Alternative sugars as potential carriers for dry powder inhalations. International Journal of Pharmaceutics 2004；270（1 - 2）：297 - 306.

[32] Traini D, Young PM, Jones MD, Edge S, Price R. Comparative study of erythritol and lactose monohydrate as carriers for inhalation：atomic force microscopy and in vitro correlation. European Journal of Pharmaceutical Sciences 2006；27（2 - 3）：243 - 251.

[33] Traini D, Young PM, Thielmann F, Acharya M. The influence of lactose pseudopolymorphic form on salbutamol sulfate – lactose interactions in DPI formulations. Drug Development and Industrial Pharmacy 2008；34（9）：992 - 1001.

[34] Kumon M, Suzuki M, Kusai A, Yonemochi E, Terada K. Novel approach to DPI carrier lactose with mechanofusion process with additives and evaluation by IGC. Chemical & Pharmaceutical Bulletin 2006；54（11）：1508 - 1514.

[35] Chiesi. Beclometasone Pulvinal Product Data Sheet. http：//www. medicines. org. uk/EMC/medicine/21030/SPC/Pulvinal% 20Beclometasone% 20Inhaler% 20100，200% 20and% 20400% 20micrograms/.

[36] Wetterlin K. Turbuhaler—a new powder inhaler for administration of drugs to the airways. Pharmaceutical Research 1988；5（8）：506 - 508.

第 4 章

吸入产品的新型颗粒制备技术

Hak – Kim Chan[1] and Philip Chi Lip Kwok[2]

[1] Advanced Drug Delivery Group, Faculty of Pharmacy, The University of Sydney, Sydney, Australia

[2] Department of Pharmacology and Pharmacy, LKS Faculty of Medicine, The University of Hong Kong, Hong Kong, China

4.1 引言

制备混悬型定量吸入气雾剂（MDIs）和干粉吸入剂（DPIs）所要求的粉末特性涵盖粒径、形状、密度、结晶度、表面形态和表面能等。这些特性会影响吸入制剂的物理稳定性及雾化过程中不同颗粒之间，颗粒与吸入器之间的相互作用。用于吸入的药物粉末通常先经过结晶，然后研磨以减小颗粒，达到吸入制剂肺部递送所需的粒径大小范围。在过去，这种吸入产品的制备方法可能已经够用，但它不适合制备具有特殊流动性和分散性要求的高性能粉末。本章将针对处于探索中或处于开发后期阶段的各种技术方法进行探讨。

4.2 传统的结晶和研磨

结晶包括几个主要步骤：过饱和、成核和晶体生长。成核和晶体生长都依赖于过饱和度。工业结晶通常在化学反应器中进行大批量生产。由于在反应器中不容易实现均一的过饱和度，故传统的结晶具有成核速率和随后晶体生长的差异，这将导致对颗粒形状和粒径大小分布的控制不佳。通常，这个过程产生的晶体多 $>10\mu m$，且粒径大小分布范围较广，不适合肺部吸入。

结晶后，过滤、收集沉淀物并在设定的温度下干燥。在制药行业中通常使用研磨技术（如流体能/空气喷射研磨或球磨）来减小晶体的粒径大小。在球磨过程中，处于圆筒内的粉末随着圆筒的旋转经受不同大小的旋转着的球体研磨。在流体能研磨中，供给的压缩空气随着粉末一起进入研磨机，研磨机中空气加速而引起粒子的碰撞摩擦。由于在研磨过程中给颗粒赋予了高能量，使其部分非晶化，结晶度降低（因此获得了比完全结晶材料更高的能量状态）。这些微粒也会携带静电电荷，这是由于它们之间的摩擦或与研磨机表面的接触导致的摩擦生电现象。由于具有较高的表面能和电荷，这些颗粒具有很强的黏附性，使粉末难以处理。此外，在高温和高湿条件下，粉末会从部分非晶态重新结晶，在生产和储存过程中会造成潜在的不稳定性问题。另一个问题是可塑性物质，如吸入性类固醇药物（如曲安奈德），难以研磨[1]。尽管存在这些限制，结晶和研磨仍然是成熟且已经广泛用于吸入产品的技术[2-4]。

然而，由于传统生产工艺的潜在局限性，当前已经出现了替代技术来生产性能更好的粉末，增加了气溶胶中微细粒子的数量（具有较少的设备内损耗），并降低了给药剂量变异性。

4.3　特殊研磨

微粉化可以产生具有表面电荷的部分非晶态物质，导致颗粒团聚。这些问题可以通过特殊的研磨方法来解决。

4.3.1　高湿度下的流体研磨

为了减少研磨中产生的非晶态物质含量，研磨可以在高湿度下进行。吸收的水分可作为增塑剂，以降低非晶物质的玻璃化温度，从而促进研磨过程中的原位结晶。据报道，高湿度研磨后的产品主要是晶体，其粒径大小分布与传统的研磨工艺相似[5]。该装置包括通过对研磨粉末的进气加湿（例如，以过热蒸汽最大程度降低冷凝）来控制研磨室的相对湿度（如30%~70%）[5]。

4.3.2　湿磨纳米技术

纳米晶体技术（Elan Drug Technologies, King of Prussia, PA, USA）是一种水

性研磨工艺，用于将粒径降低到 400nm 以下。传统的球磨机可用于该工艺，且用于研磨的介质材料（如玻璃、氧化锆）的选择并不重要[6]。然而，研磨介质最好≤1mm，以便有效地研磨和减少磨机的磨损[6]。在水介质中进行研磨会导致非晶向晶体的转变，所得到的粉末比通过干磨产生的粉末在物理特性上更稳定。

有学者将布地奈德和其他化合物研磨成纳米颗粒，然后进行喷雾干燥或冷冻干燥，用于 MDI，DPI 或喷雾剂[7,8]。通常在研磨过程中或研磨后添加表面改性剂（如 PVP、卵磷脂、纤维素衍生物），以防止纳米颗粒团聚。虽然这些稳定剂是公认安全使用物质（generally - recognized - as - safe，GRAS），但长期吸入仍可能存在安全隐患，除非能证明其是安全的。湿磨的另一个主要缺点是，依据研磨机和药物的类型，可能需要较长的加工时间（5 天或更长）。

湿磨的另一种方法是高压（活塞 - 间隙）均质化，利用空化力、冲击力或剪切力来降低粒径。在该技术中，将待研磨的药物粉末分散在含有表面改性剂（表面活性剂或聚合物）的水溶液中，高速搅拌以形成悬浮液。然后将其在活塞 - 间隙均化器中研磨至 <5μm。该方法已用于生产适用于雾化的 500~600nm 布地奈德纳米悬浮液[9]。除了需要将粉末预处理成悬浮液外，悬浮液的低黏度（因此低固体载量：<10%）可能是该方法的一个限制。

4.4 溶剂沉淀法

可吸入颗粒可以通过使用抗溶剂从水溶液中快速沉淀而获得。已经出现了许多控制成核速率和晶体生长的方法，可以稳定生成吸入所需微米范围的颗粒。

4.4.1 声结晶

超声辐射已被用于控制沉淀过程[10]。该装置较简单，仅包括一个机械搅拌反应槽中的超声探头，超声的同时混合抗溶剂与药物溶液以沉淀微细药物颗粒。超声频率至关重要，据报道 20~25kHz（或更高）适用类似于图 4.1 所示的装置[10]。超声波有助于使粒子更均匀、更快速地成核和结晶。由于超声降低了亚稳态区的宽度，因此可以在较低的过饱和度下开始成核，从而可以在较短时间内实现成核和晶体生长过程。

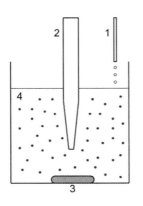

1.药液
2.超声探头
3.搅拌棒
4.抗溶剂中的沉淀颗粒

图 4.1 超声结晶过程示意图

超声处理基于液体中气泡的不断产生、增长和内爆解体而引起的空化。除了过程迅速外，超声还有更多优势：（1）与传统的结晶过程相比，超声可以产生更小的晶体和更窄的颗粒粒径分布范围，由于晶体生长发生于较低的过饱和度，初始生长速度较慢；（2）相对便宜；（3）可以在普通环境条件下进行；（4）所需的反应容器相对较小且形状简单，容易清洁。

超声波的频率影响单位体积单位时间内的空化量（即气泡的产生）以及气泡的大小。气泡半径与频率成反比。在给定功率下，空化量随着频率的增加而增加，但气泡变小。这些气泡的内爆释放较少能量，因为气泡能量与气泡半径的平方成正比。输入功率（振幅）决定了所产生气泡的大小。在恒定频率下，更高的功率（振幅）将产生更大的气泡。当这些气泡破裂时，释放出的空化能强度更高。在较高的频率下，即使空化能强度较低，但单位体积单位时间内的空化内爆次数较高。这可能会导致局部微混合的增强，从而实现较小颗粒粒径的窄分布，如吸入氯化钠颗粒中所见[11]（图 4.2）。

应用声结晶技术制备的抗哮喘药物包括丙酸氟替卡松和昔萘酸沙美特罗[10]。该方法也适用于其他可吸入化合物的制备，如硫酸沙丁胺醇、二丙酸倍氯米松、布地奈德和富马酸福莫特罗等。

在其他方面，超声波已用于在分散的液滴内部诱导结晶，或产生稳定的乳液，然后在质量或热传递诱导的液滴中结晶（如抗溶剂冷却或扩散到液滴中）[12]。

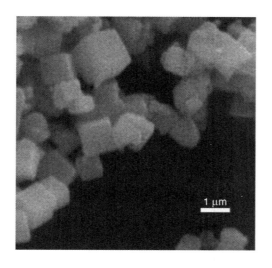

图 4.2　通过超声结晶产生可吸入的氯化钠颗粒

4.4.2　反向液体射流和切向液体射流的微沉淀

在这种方法中，沉淀发生在一个极度混乱和高度混合的区域，此区域由两种反应物液体射流（如药物溶液和抗溶剂）分别通过一个小室中的两个相对的喷嘴对流而形成（图 4.3）[1]。当两种液体射流混合时，发生反应并使药物以微细颗粒沉淀。关键的工艺参数包括液体射流的速度和反应物的浓度。已发现高射流速度或高药物浓度可以产生更细的颗粒，但也会产生更多的残留溶剂，而低射流速度或低药物浓度产生的效应相反[1]。两个反应物的体积比也会影响沉淀过程。

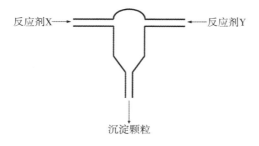

图 4.3　反碰撞液体射流过程示意图

对反液体射流工艺的一个操作要求是射流的速度必须相等，否则一个射流将被另一个射流推回，这会严重限制该工艺的灵活性。为了解决这个问题，该工艺经改进，形成一个四射流旋转结构以增强混合（图4.4）。

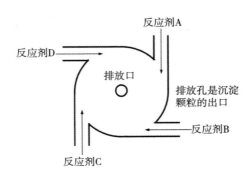

图4.4 四射流旋流过程示意图

4.4.3 超重力控制沉淀

均匀混合可使结晶成核均匀和晶体生长。结晶有两个特征时间参数：诱导时间（τ）和微混合时间（t_m）。诱导时间建立一个稳态成核速率（通常以微秒至毫秒为单位）。当 $t_m << \tau$ 时，成核速率在空间上几乎是相同的，粒度分布可以控制在同一水平上。这可利用高重力技术实现，该技术利用旋转填充床来强化多相系统中的质量和热传递（图4.5）[13]。在旋转期间，通过填充床的流体在高重力产生的高剪切下展开并分裂成薄膜、线条和非常细微的液滴。这导致流体之间强烈的微混合，强度升高1~3个数量级。

该过程可以用两种模式操作：反应模式或抗溶剂模式。吸入药物，如硫酸沙丁胺醇的生产，两种方法都有采用。在反应模式下，进入设备的反应物（如沙丁胺醇碱和硫酸）将发生反应并形成硫酸沙丁胺醇；而抗溶剂模式下，反应物为溶于水的硫酸沙丁胺醇和抗溶剂（如酒精），二者混合时，抗溶剂导致药物从其水溶液中析出[14,15]。

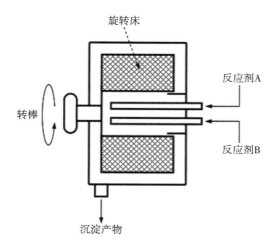

图 4.5　超重力控制过程示意图

4.5　喷雾干燥和相关的液滴蒸发技术

4.5.1　喷雾干燥技术

20 世纪 80 年代，人们探索以喷雾干燥作为替代方法，用以制备具有理想流动性和分散性的微细颗粒，而无需使用粗颗粒载体或形成软球团。人们在硫酸沙丁胺醇、硫酸特布他林、硫酸异丙肾上腺素和色甘酸钠等抗哮喘药物上进行了一些探索[16-18]。直到 20 世纪 90 年代初，治疗性蛋白经肺给药的潜在可能性才被发现。随后，人们在解决药物的喷雾干燥问题方面做了大量工作。

喷雾干燥是将药物溶液雾化成细小的液滴，在高温空气中蒸发形成干燥颗粒（图 4.6），颗粒可以是固体或部分中空（图 4.7）[19,20]。尽管用于干燥的空气温度相对较高（>100℃），但由于蒸发潜热的冷却作用，被蒸发液滴的实际温度明显降低。因此，活性成分的热降解并不像其最初出现时那么令人担忧。

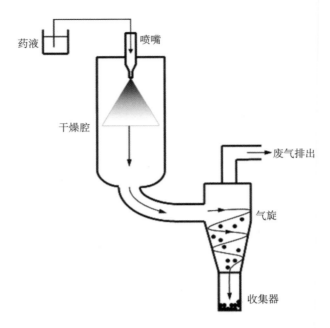

图 4.6　喷雾干燥过程示意图

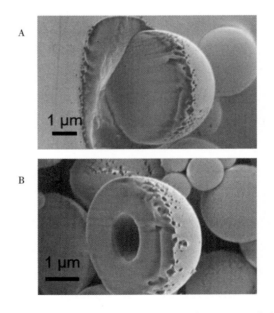

图 4.7　喷雾干燥的牛血清白蛋白颗粒，实心颗粒（A）和中空颗粒（B）

（图片经美国药学科学家协会许可复制，经 SPRINGER NEW YORK LLC 版权中心许可

在图书中使用）

当两种活性成分（如支气管扩张药和皮质类固醇）溶解在溶液中并喷雾干燥时，所产生的颗粒将同时含有两种药物，而非单一药物，这就为药物联合治疗提供了可能[21]。此外，还可以将药物和辅料共同喷雾干燥，以增强颗粒性能。例如，人们已经使用二亮氨酸和三亮氨酸与治疗性肽进行共同干燥，通过将疏水性氨基酸富集在颗粒表面来改善气溶胶性能[22]；同时将色甘酸钠与疏水性氨基酸共同喷雾干燥，尤其是亮氨酸，可以增加粉末的分散性[23]。

除药物制备外，喷雾干燥还用于制备载体颗粒。例如，通过该方法制备了用于布地奈德制剂的乳糖微球载体颗粒[24]。

喷雾干燥并不仅限于水溶液。有报道称可将硫酸沙丁胺醇和溴化异丙托品乙醇溶液进行喷雾干燥[25]。采用同样的技术制备了用于肺部控释的纯二丙酸倍氯米松颗粒和二丙酸倍氯米松 – 羟丙基纤维素颗粒[26]。非水体系也已用于制备适合气溶胶递送的多孔颗粒[27-29]。

喷雾干燥粉末的性能由工艺参数和制剂参数控制。早期的研究探索了活性成分、雾化喷嘴类型、粉末收集技术和液滴干燥时间的影响[17,20,30]。根据所需液滴的大小，可采用旋转喷嘴、双流体喷嘴或超声波喷嘴对进料液体进行雾化。粉末收集通常采用旋风分离器，但也可以使用静电除尘器或滤袋。后者不是首选项，因为过滤材料的颗粒可能污染粉末，并且由于气流通过滤袋，粉末会随时间延长而被压实。旋风分离器以较松散的形式收集粉末，但对于小于 $1\mu m$ 或 $2\mu m$ 的颗粒，收集效率会迅速下降，产量太低而不具有商业可行性。干燥驱动力由干燥空气的含水量和进出口的空气温度差控制。液滴的干燥时间取决于它们在喷雾干燥器中的停留时间，而在喷雾干燥器中的停留时间又由喷雾干燥器大小和干燥气流速度决定。值得注意的是，这些参数是密切相关的。因此，更改一个工艺参数将导致其他工艺参数的改变。例如，减少气流会延长液滴蒸发所需的时间，但同时也会降低干燥效率，因为可用于蒸发液滴的空气减少了。较少的干燥气流也会降低旋风分离器的收集效率。然而，较高的气流会使液滴蒸发得更快，但由于没有足够的结晶时间而减少晶体的产生。因此，喷雾干燥在制备稳定的细颗粒中的应用是受限的。喷雾干燥的粉末往往是非晶形的，如色甘酸钠和硫酸沙丁胺醇[16,18]。这是亲水性化合物的一个重要缺点，因为无定型物质的物理不稳定性，且在较高的温度和湿度下会重结晶。另一方面，由于疏水性化合物不吸湿，如果玻璃化转变温度可以保持在环境温度以上，即使在高湿度下也不会出现稳定性问题。

喷雾干燥粉末的非晶态含量可以通过促进颗粒形成过程中的结晶而最小化，如通过降低干燥速率使分子有序进入晶格中。这可以通过在主干燥室和旋风分离器之间插入一个二次干燥装置来延长干燥时间得以实现[31]。喷雾干燥的潜在局限性是它不适合于对雾化机械剪切敏感的物质[30]。应避免使用对液-气界面不稳定且易被氧化分解的药物，在该过程中使用惰性气体代替空气，或在可行的情况下使用抗氧化剂，可以将这一问题最小化。需要注意的是，根据粒度范围、粉末性质和旋风收集效率的不同，可吸入颗粒的工艺产率可能低得令人无法接受。尽管存在这些限制，喷雾干燥将颗粒形成和干燥结合到了单一工艺过程中，仍具有作为一个连续工艺的明显优势。

4.5.2 液滴受控蒸发技术

与喷雾干燥一样，受控蒸发是一个单步连续的过程，包括将药物溶液雾化成载气然后进行干燥[32,33]。与喷雾干燥法相比，该方法能更好地控制液滴的温度历程和停留时间。在实际装备中，可使用超声波雾化器雾化溶液，然后将悬浮在载气中的液滴送入置于恒温烘箱中的涡流式反应器中进行蒸发。由于进料速率和温度是可调节的，因此液滴的温度历程和停留时间是可控的。该方法具有控制颗粒形态和多态性的潜力，已用于生产二丙酸倍氯米松颗粒[34]。

4.5.3 低沸点溶液蒸发技术

简言之，这种技术将活性成分溶解在低沸点有机溶剂中，然后雾化溶液并蒸发所产生的液滴以产生干燥颗粒[35]。这种技术背后的原理类似于喷雾干燥和超临界流体（supercritical fluid，SCF）的快速膨胀。

4.5.4 喷雾冷冻干燥技术

20世纪90年代初，此技术被探索用于药物生产[36]。它包括将药物溶液喷射到冷冻介质（通常为液氮）中，将喷雾转化为冷冻液滴，然后冷冻干燥，通过升华除冰，留下粉末（图4.8）。

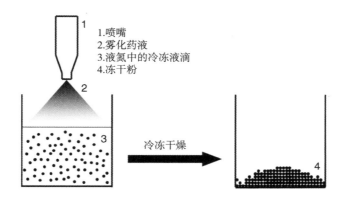

1.喷嘴
2.雾化药液
3.液氮中的冷冻液滴
4.冻干粉

冷冻干燥

图 4.8　喷雾冷冻干燥过程示意图

与喷雾干燥相比，该工艺产生的颗粒轻质且多孔，气溶胶性能得以提高，并且产率几乎为 100%。它已用于制备吸入用的蛋白质，如 rhDNase 和抗 IgE 抗体颗粒[37,38]。然而，这种技术仅对昂贵的药物具备合理性，因其成本高昂，需要使用液氮且冷冻干燥步骤耗时。此外，由于药物分子在雾化过程中受到剪切应力，在冷冻干燥过程中受到低温应力，因此该工艺可能不适用于对这些应力不稳定的分子。

4.6　超临界流体技术

众所周知，化合物可以 3 种状态存在：固态、液态和气态。然而，每种化合物都有一个临界温度和压力，高于该临界温度和压力，进一步压缩就不能形成液相。在这种条件下，气体和液体具有相同的密度并作为单相存在。超临界流体（SCF）具有介于液体和气体中间的溶剂密度与溶解能力。人们利用这种溶剂的性质研究和生产微细药物粉末。药物超临界流体技术主要使用超临界二氧化碳，因其具备相对较低的临界压力（72.9bar）和温度（31.1℃）。

超临界流体技术已应用于许多不同的工艺，这里只描述最基本的工艺过程。第一个工艺程序称为超临界溶液（RESS）的快速膨胀，其中超临界流体被用作目标药物（即溶质）的溶剂（图 4.9A）。超临界流体中的药物溶液在以音速通过喷嘴时会发生快速膨胀。在膨胀期间，超临界流体的密度和溶解能力急剧下降，导致溶质过饱和，随后药物颗粒析出。对于在相对非极性超临界二氧化碳中难溶的极性药物，除非容许使用助溶剂，否则该方法是不合适的。第二个工艺程序是使用超临界流体作为抗溶剂，使药物从其有机溶液中沉淀出来（图4.9B）。通过将药物溶液作为微细液滴喷洒到流动的超临界流体中，或者将超临界流体逐渐引入药物溶液中，直到发生沉淀。超临界流体技术已成功用于制备吸入抗哮喘化合物[39,40]和蛋白质颗粒[41-43]。

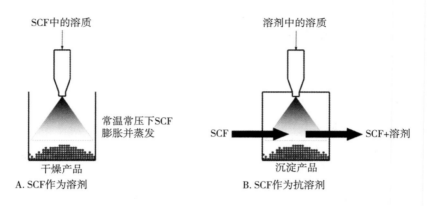

图4.9　超临界流体（SCF）过程示意图

4.7　小结

本章综述了一系列干粉气溶胶药物的制备技术，重点介绍了可用于克服现有方法局限性的新兴技术。喷雾干燥技术已成功应用于吸入剂药物的工业化生产。预期其他技术，尤其是那些容易放大规模的技术，在不远的将来也会实现商业化。

致谢　这项工作部分得到了澳大利亚研究委员会的研究资助。

（张素才　译）

参考文献

［1］ Begon D, Guillaume P, Kohl M. Process for producing fine medicinal substances. WO patent 0114036. 2001.

［2］ Chiesi P. Conversion of an antiinflammatory steroid into a form administrable with an aerosol. DE patent 3018550. 1980. Figure 4.9 Schematic diagram of the supercritical fluid (SCF) process, using an SCF as (a) a solvent. Reproduced with permission from Chan H－K, Kwok PCL. Production methods for nanodrug particles using the bottom－up approach. Advanced Drug Delivery Reviews 2011; 63: 406－416. or (b) an antisolvent. Reproduced with permission from Chan H－K, Kwok PCL. Production methods for nanodrug particles using the bottom－up approach. Advanced Drug Delivery Reviews 2011; 63: 406－416. REFERENCES 59

［3］ Banholzer R, Sieger P, Kulinna C, Trunk M, Graulich MLA. Crystalline triotropium bromide monohydrate, method for producing the usage as inhalant powder. WO patent 0230928. 2002.

［4］ Clark AR, Hsu CC, Walsh AJ. Preparation of sodium chloride aerosol formulations. WO patent 9631221. 1996.

［5］ Vemuri NM, Brown AB, Authelin J－R, Hosek P. Milling process for the production of finely milled medicinal substances. WO patent 0032165. 2003.

［6］ Liversidge GG, Cundy KC, Bishop JF, Czekai DA. Surface modified drug nano－particles. US patent 5145684. 1992.

［7］ Bosch HW, Ostrander KD, Cooper ER. Aerosols comprising nanoparticle drugs. US patent 2002/012294. 2002.

［8］ Ostrander KD, Hovey D, Knapp D, Parry－Billings M. Potential delivery advantages of spray－dried Nanocrystals TM colloidal budesonidewith the Clickhaler 1. In Dalby RN, Byron PR, Peart J, Farr SJ, editors. Respiratory Drug Delivery VII. Raleigh, NC: Serentec Press; 2000. pp. 447－449.

［9］ Jacobs C, Muller RH. Production and characterization of a budesonide nan－osuspension for pulmonary administration. Pharmaceutical Research 2002; 19 (2): 189－194.

［10］ Lancaster RW, Singh H, Theophilus AL. Apparatus and process for preparing crystalline particles. WO patent 0038811. 2000.

［11］ Tang P, Chan H－K, Tam E, de Gruyter N, Chan J. Preparation of NaCl powder suitable for inhalation. Industrial & Engineering Chemistry Research 2006; 45 (12): 4188－4192.

［12］ Kaerger JS, Robert P. Processing of spherical crystalline particles via a novel solution atomization and crystallization by sonication (SAXS) technique. Pharmaceutical Research 2004; 21: 372－381.

［13］ Chen J－F, Zhou M－Y, Shao L, Wang Y－Y, Yun J, Chew NYK, et al. Feasibility of preparing nanodrugs by high－gravity reactive precipitation. International Journal of Pharmaceutics 2004; 269: 267－274.

［14］ Chiou H, Hu TT, Chan H－K, Chen J－F, Yun J. Production of salbutamol sulfate for inhalation by high – gravity controlled antisolvent precipitation. International Journal of Pharmaceutics 2007; 331: 93 – 98.

[15] Hu TT, Chiou H, Chan H – K, Chen J, Yun J. Preparation of inhalable salbutamol sulphate using reactive high gravity controlled precipitation. Journal of Pharmaceutical Sciences 2008; 97: 944 – 949.

[16] Vidgren MT, Vidgren PA, Paronen TP. Comparison of physical and inhalation properties of spray – dried and mechanically micronized disodium cromoglycate. International Journal of Pharmaceutics 1987; 35: 139 – 144.

[17] Forrester RB, Boardman TD. Inhalation pharmaceuticals. US patent 4590206. 1986.

[18] Chawla A, Taylor KMG, Newton JM, Johnson MCR. Production of spray dried salbutamol sulfate for use in dry powder aerosol formulation. International Journal of Pharmaceutics 1994; 108: 233 – 240. 60 CH04 NOVEL PARTICLE PRODUCTION TECHNOLOGIES FOR INHALATION PRODUCTS

[19] Heng D, Tang P, Cairney J, Chan H – K, Cutler D, Salama R, et al. Focused – ion – beam milling: a novel approach to probing the interior of particles used for inhalation aerosols. Pharmaceutical Research 2007; 24: 1608 – 1617.

[20] Masters K. Spray Drying Handbook. New York, NY: Halsted Press; 1979.

[21] Tajber L, Corrigan DO, Corrigan OI, Healy AM. Spray drying of budesonide, formoterol fumarate and their composites. I. Physicochemical characterisation. International Journal of Pharmaceutics 2009; 367: 79 – 85.

[22] Lechuga – Ballesteros D, Kuo M – C. Dry powder compositions having improved dispersivity. WO patent 0132144. 2001.

[23] Chew NYK, Chan H – K. Effect of amino acids on the dispersion of spray dried cromoglycate powders as aerosol. In Dalby RN, Byron PR, Peart J, Farr SJ, editors. Respiratory Drug Delivery VIII. Raleigh, NC: Davis Horwood International; 2002. pp. 619 – 622.

[24] Kussendrager KD, Ellison MJH. Carrier material for dry powder inhalation. WO patent 0207705. 2002.

[25] Woolfe AJ, Zeng XM, Langford A. Method to produce powders for pulmonary or nasal administration. WO patent 0113885. 2001.

[26] Sakagami M, Kinoshita W, Sakon K, Sato J, Makino Y. Mucoadhesive beclomethasone microspheres for powder inhalation: their pharmacokinetics and pharmacodynamics evaluation. Journal of Controlled Release 2002; 80: 207 – 218.

[27] Dellamary LA, Tarara TE, Smith DJ, Woelk CH, Adractas A, Costello ML, et al. Hollow porous particles in metered dose inhalers. Pharmaceutical Research 2000; 17: 168 – 174.

[28] Edwards DA, Batycky RP, Johnston L. Highly efficient delivery of a large therapeutic mass aerosol. WO patent 0195874. 2001.

[29] Weers J. Dispersible powders for inhalation applications. Innovations in Pharmaceutical Technology 2000; 1: 111 – 116.

[30] Maa Y – F, Prestrelski SJ. Biopharmaceutical powders: particle formation and formulation considerations. Current Pharmaceutical Biotechnology 2000; 1: 283 – 302.

[31] Chickering DA III, Keegan MJ, Randall G, Bernstein H, Straub J. Spray drying apparatus and methods of use. US patent 6223455. 2001.

[32] Watanabe W, Ahonen P, Kauppinen E, Jarvinen R, Brown D, Jokiniemi J, et al. Inhalation particles. WO patent 0149263. 2001.

[33] Watanabe W, Ahonen P, Kauppinen E, Jarvinen R, Brown D, Jokiniemi J, et al. Novel method for the synthesis of inhalable multicomponent drug powders with controlled morphology and size. In Dalby RN, Byron PR, Peart J, Farr SJ, editors. Respiratory Drug Delivery VIII. Raleigh, NC: Davis Horwood International; 2002. pp. 795 – 797.

[34] Lahde A, Raula J, Kauppinen EI, Watanabe W, Ahonen PP, Brown D. Aerosol synthesis of inhalation particles via a droplet – to – particle method. Particulate Science and Technology 2006; 24: 71 – 84.

[35] Morton DAV. Method of manufacturing particles. WO patent 0187277. 2001. REFERENCES 61

[36] Mumenthaler M, Leuenberger H. Atmospheric spray – freeze drying: a suitable alternative in freeze – drying technology. International Journal of Pharmaceutics 1991; 72: 97 – 110.

[37] Maa Y – F, Nguyen P – A, Sweeney T, Shire SJ, Hsu CC. Protein inhalation powders: spray drying vs spray freeze drying. Pharmaceutical Research 1999; 16: 249 – 254.

[38] Maa Y – F, Nguyen P – A. Method of spray freeze drying proteins for pharmaceutical administration. US patent 6284282. 2001.

[39] York P, Hanna M. Particle engineering by supercritical fluid technologies for powder inhalation drug delivery. In Dalby RN, Byron PR, Farr SJ, editors. Respiratory Drug Delivery V. Buffalo Grove, IL: Interpharm Press; 1996. pp. 231 – 240.

[40] Sievers RE, Sellers SP, Clark GS, Villa JA, Mioskowski B, Carpenter J. Supercritical fluid carbon dioxide technologies for fine particle formation for pulmonary drug delivery (Abstract MSDI – 173). In 219th ACS National Meeting, San Francisco, CA, March 26 – 30,2000. Washington DC: American Chemical Society; 2000.

[41] Foster NR, Regtop HL, Dehghani F, Bustami RT, Chan H – K. Synthesis of small particles. WO patent 0245690. 2002.

[42] Bustami RT, Chan H – K, Dehghani F, Foster NR. Generation of micro – particles of proteins for aerosol delivery using high pressure modified carbon dioxide. Pharmaceutical Research 2000; 17: 1360 – 1366.

[43] Bustami RT, Chan H – K, Dehghani F, Foster NR. Recent applications of supercritical fluid technology to pharmaceutical systems. Kona: Powder and Particle 2001; 19: 57 – 70.

[44] Chan H – K, Kwok PCL. Production methods for nanodrug particles using the bottom – up approach. Advanced Drug Delivery Reviews 2011; 63: 406 – 416.

第 5 章

用于理解、控制、预测及提高吸入药物性能的方法

David A. V. Morton

Monash Institute of Pharmaceutical Sciences, Monash University, Melbourne, Australia

5.1 引言

5.1.1 气溶胶的复杂性及挑战

气溶胶药物及其递送装置代表了最为复杂的药用产品。在对吸入药物的开发与设计过程中，充分理解决定气溶胶性能的科学原理与机制非常重要，尤其在采用智能设计以提高药物递送效率时。本章着重介绍一些吸入药物的核心概念，以及一些决定吸入剂性能并利于提升药物开发与设计水平的量化指标。不过，本章目的不在于介绍药典所列的标准的药学体外质量控制、剂量检测等内容（见第6章），而在于概述其构成及在吸入产品开发中的作用。首先介绍吸入药物所面临的挑战。

吸入药物面临的挑战

毫无疑问，新药开发企业不仅是领先技术的开发者与应用者，也是科学领域的探路者。实际上，在20世纪，人们已经见证了许多化学药令人瞩目的开发成就（个例见于参考文献［1］）；源于新的生物技术的发展，21世纪将步入一个新

药开发的新时代。许多生物产品具有以干粉或喷雾的形式进行吸入给药（个例见参考文献［2，3］）的潜力。

我们对于气溶胶发生、干粉特性及气溶胶颗粒间的相互作用等基本现象的认知是在逐步增加的。伴随着许多令人兴奋的新技术的不断出现，催生了新的颗粒结构和新的发生装置。然而，虽然颗粒科学及技术已经获得长足进展，但吸入药物制剂尤其是干粉制剂的加工及生产方法等很多方面仍然相对落后（个例见参考文献［4］）。2003 年 9 月，《华尔街日报》发表了头版文章，称"医药行业的生产技术远远落后于薯片及香皂的生产技术"[5]。此外，1996 年著名的药物气溶胶科学家 Richard Dalby 和 Anthony Hickey 声称"主导气溶胶分散的力已经研究得非常清楚，主要由静电、范德华力及毛细作用力构成，但目前知道这些作用力对于如何改进气溶胶发生并无任何帮助"[6]。

在大多数药物的开发与生产中，微粉化技术都扮演着关键角色。对于许多新药开发项目，从片剂、胶囊、注射剂、口服混悬液到皮肤用药，微粉化技术都是基石。虽然当前药物生产的许多工艺中均应用到微粉化技术，但在很多厂家技术上几十年未有改进，其中包括了标准的一次和二次加工工艺，比如粉碎、混合、团聚、包衣等。吸入干粉的生产同样采用这些工艺。除了短暂上市的吸入胰岛素干粉 Exubera（见于参考文献［2，3，7］）为喷雾干燥粉末这一特例外，当前市面上的产品几乎无一不采用微粉粉碎机进行研磨生产。除了这一传统上采用的机械破碎方法之外，更为复杂的颗粒微粉化技术并未得以广泛采用。

本章着重于探讨吸入药物的性能，技术进展和背后的机制，以及未来发展前景。

第一，必须清楚的是，当前用于局部治疗的吸入药物如针对哮喘和慢性阻塞性肺疾病的药物，治疗指数大，安全窗高，药效强且个体间差异小，是药物开发的成功典范。

第二，我们与 Hickey 和 Dalby 于 1996 年提出的观点一致，即认为对药物粉末/颗粒技术及气溶胶发生涉及的制剂过程的了解仍然不足。粉末/颗粒化技术不仅复杂，更是一个高度庞杂、多因素相互影响的现象。许多人视微粉化技术为具备技术要求的艺术，但实际上这反映出对背后的基础科学缺乏理解。对生产工艺更为充分的认识和理解对于提高产品性能水平至关重要。许多微粉化产品及生产工艺多年没有任何改变，常源于这样一种认知，即"只要没坏掉，就没必要修"。

　　传统的学科划分似乎是导致制药领域微粉化技术相对其他学科明显落后的原因之一。与其他任何最复杂、最具挑战的应用学科一样，微粉化技术领域也是一个多学科交叉的综合性领域。常落后于传统学科的发展，是因为传统学科受到了学界的持续教育和推动，而应用现有微粉化技术需要具有跨专业的学术能力，有能力并有意愿跨越不同学术边界。

　　虽然相关的专业科目存在已久并卓有成效，但依然存在各种问题，其中胶体科学可能是最为明显的例子。许多胶体科学家认为，颗粒间界面、相互作用及作用力当前都是非常清楚的，并且可以用模型很好地描述并解释。但这种对胶体的理解是建立在理想的模型体系之上，其中包括了假设的近于完美的硬质球体，理想的材料如硅等理想化因素。但现实中真正的吸入剂包括了药物颗粒和辅料颗粒，并且颗粒表面的变化近乎无穷（包括形态、化学构成、结构次序等）。只有基于对现实的了解，才能对在吸入气溶胶药物的研发及预测中所面临的挑战有更全面的认识。

　　第三，对于生产中的改进，存在一种抵触。一直以来，监管环境导致了对于规格及产品批次一致性的一种基本属于经验性的证明方法。虽然这种方法基本是有效的，但它的技术性并不强。有质疑认为，其后遗效应使新颗粒、新吸入装置、新工艺方法的开发及采纳速度都降低了。伴随着"过程分析技术（PAT）和质量源于设计（QbD）"计划的启动，或许这种情况可以在不远的将来得以改观[8]。

5.1.2　认识粉末/颗粒特性：对气溶胶产品性能的影响

　　如我们所知，开发一个吸入制剂时，令药物方便、高效、可重复地从吸入装置向肺部递送是一个主要挑战。挑战的核心在于粒径足够小（空气动力学直径 1~6mm 或更小）的药物颗粒天然具有内聚性。但尤其对于干粉制剂（DPIs）来讲只有那种足够小的粒径的气溶胶药物才可能随着吸气进入肺部。除此之外，还面临每种吸入制剂存在的"真实世界"变化带来的挑战（见5.1.1）。

　　从逻辑上讲，应将吸入给药时干粉药物从吸入装置雾化的整个过程视为两个关键事件：一是干粉颗粒实现在空气中重悬浮并被空气带出；二是干粉颗粒在雾化过程中实现分散，形成单独的微细粒子。此过程中的外部因素，包括气流流速、吸入装置的设计（见参考文献［9-11］中的讨论及参考文献）都是主要的影响因素。然而有必要指出，我们对于雾化过程及颗粒间实际相互作用机制的认知较为有限。此外，针对微细粒子的内聚性对于气溶胶特性的影响进行的研究也比较少，极少可以解释所观察到的变异，更难以提供预测。干粉颗粒过强的内聚性会降低粉体的流动性与分散性，进而会影响干粉制剂的发生效率及药物递送均一性。

DPIs 制剂常采用的生产技术是：生产均一的药物微细粒子并与粗糙的载体颗粒相混。这种交互混合技术大体上由经验摸索而来。粗糙的载体颗粒作用是赋予吸入制剂流动性。干粉的流动性进而满足制剂生产要求，确保剂量准确一致，并使药物制剂在吸入装置中可流动、可夹带。然而，这些混合吸入药物的递送效率，总体上来说是比较低的，因为在雾化阶段，大部分药物颗粒无法从载体颗粒表面脱离。这通常是因为药物颗粒与载体颗粒之间存在较强的黏附力[12,13]。

此外，人们依靠经验逐步开发成功了一种三元 DPI 制剂，即向原有的药物颗粒与载体颗粒中再加入微细辅料颗粒（多数情况下为粉碎的微细乳糖颗粒），使药物的递送效率得以提高[14]。人们提出了几种不同的理论，用以解释这种三元 DPI 体系的作用机制。其一是辅料微细粒子占据了载体粒子表面的结合点，减少了药物颗粒与载体颗粒之间的黏附；其二是药物颗粒与辅料微细粒子聚集在一起，减少了药物颗粒与载体颗粒之间的黏附，并减少了聚集颗粒的团聚强度。虽然真正的机制目前仍不清楚，但这一技术无疑是非常有现实意义的（个例见参考文献 [14，15]）。

5.1.3 液体系统

一般认为，对于溶液雾化的了解更为清楚，尤其在对雾化过程的控制上比干粉制剂的分散过程要清楚得多。对于喷雾雾化的透彻了解来源于对开发及预测喷雾特性方面的巨大投入，其涵盖了燃料喷射，雾化装置开发，打印机到喷雾干燥器开发等领域[16]。这些知识的转化结果，就是不断出现的新式液体喷雾吸入装置。

关于液滴雾化发生及递送的气溶胶科学仍然面临复杂的挑战。不同的雾化机制中表面张力和黏度等参数的变化所带来的影响不同。但当前最关心的问题是溶液和混悬液在雾化时的区别。如同干粉，混悬液中颗粒间的相互作用也是不稳定性的主要来源。近期出现的纳米混悬液及其衍生技术，对雾化性能也有重要影响。

一旦雾化发生，气溶胶液滴就变得极为不稳定，天然具有蒸发及聚集等特点。这些现象应在吸入装置设计中予以考虑。

虽然对于液体气溶胶雾化发生的理解与控制更为充分，但总体上基于液体的雾化吸入器仍处于减少趋势。原因有很多，也比较复杂，但至少包括公司的市场策略，《蒙特利尔议定书》导致抛射剂使用的改变，气雾剂递送的剂量有限，许多药物分子在液体中的化学不稳定性等因素。

5.1.4　小结

本节目的在于明确吸入制剂开发中面临的众多挑战：任何一个挑战都容易被新开发者低估，并因此而陷入困境。由本节内容可以推导出的结论是基础理论的长足发展尚未带来明显的技术进步。虽然我们的知识和技术有限，但目前确实有许多高效且成功商业化的吸入产品，从这点来讲是值得肯定的，说明我们已经找到了解决相关问题的途径。许多可靠的技术方法已经可以应用于实践，这些技术包括完整分析制剂成分的物理特性，工艺方法，装置及颗粒表面的特性，几何及液压流体特性，当然还有最终产品的品质和性能。

本章后面的内容，我们将简要介绍一些当前主要的分析吸入制剂理化性质的技术方法。伴随新的分析技术不断出现，此领域处于持续发展之中。气溶胶颗粒的重要特性包括气溶胶颗粒的大小分布，颗粒的形态，无定型及晶型构成，表面特性，粒子间内聚力等。此外，我们将介绍一些提高产品性能的材料和工艺策略。

5.2　颗粒大小

影响吸入药物递送效率的关键参数是空气动力学直径，当然，气溶胶颗粒的大小、分布、动能、形状及其影响因素均应被关注。我们最应当谨记的是 Stoke's 法则的基础性和重要性，特别是气溶胶空气动力学直径带来的影响[17]。

没有任何一种单一的粒径测量技术可以解决所有问题。在不同的开发阶段，应分别选择使用不同的粒径测量方法，才能获得理想结果并更好地认识药物特性。在此领域已经有一些优秀且全面的著作问世，这里仅介绍基础的技术方法[18-21]。

5.2.1   筛分分析

对于较大粒径的颗粒，尤其是在 DPI 剂型里使用的载体颗粒，筛分分析是常用的技术手段。干粉粉末被置于一套顺序排列的分析筛的顶部，最大孔隙的分析筛在最顶部，依据孔隙大小，分析筛依次从上到下垂直排列。开始实验时，给予分析筛机械振动，令干粉颗粒暴露于孔隙，小于孔隙的干粉掉落进入下一级分析筛，直到某级分析筛的孔隙小于干粉颗粒几何大小，从而使干粉颗粒在此层被捕捉。振动时间应是一个经验证的时间，超过此时间，更多振动不引起数据变化。然后对每层分析筛的干粉颗粒进行定量分析。

实际操作中，通过筛分孔隙的颗粒大小易受到对颗粒聚集能力的限制。<50μm 的颗粒难以进行筛分分析，因为颗粒间的内聚力大过重力所致的分离力。湿法筛分或喷气筛分在某些情况下可以对较小颗粒进行筛分分析。

5.2.2   图像分析

粒径大小可以通过显微镜进行镜下评估。通过显微镜分析的方法要求样本颗粒应适当分散，确保待检测颗粒处于分离状态，可在镜下独立分辨，然后将视野中较大样本量不规则颗粒的面积与标准方格或已知直径的系列圆形进行对比。

进行图像分析需要熟练的操作技术并忍耐枯燥的分析过程。然而，必须指出的是，这种方法是获得颗粒形状信息的最佳方法。虽然获得的仅是关于颗粒的二维图像信息，但这种形状信息依然有助于进行颗粒行为、形态及团聚情况的分析。

光学显微镜技术受限于显微镜的分辨率，实际使用中仅可应用于粒径 10μm 左右的颗粒物。更小的颗粒物则需要采用电镜显微镜进行观测。

计算机图像分析技术可以进行自动分析并克服一些人员操作带来的主观偏差问题。然而这种方法要求软件能够具有充分的智能，可以对颗粒边界进行自动识别，并需要预设颗粒厚度。

计算机化的显微镜光学图片分析系统可以提供一系列的形状相关数据，以前面提到的乳糖为例，可给出圆度、长度、凸度等参数（图 5.1）。

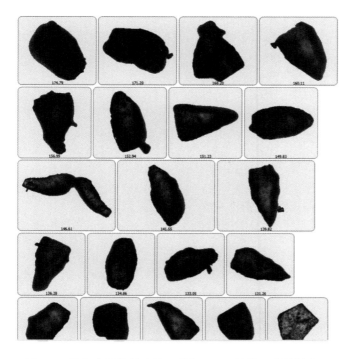

图5.1　马尔文图像粒度粒形分析 G3 系统镜下乳糖样本

授权自：Monash University – using Morphology G3 instrument

5.2.3　光学散射法

光学散射技术是当前针对药物颗粒，微细及粗糙辅料颗粒和复合吸入体系检测中应用最为广泛的技术。检测原理为当颗粒物通过一束激光时发生散射，收集并检测这些散射出的光信号，然后利用夫琅禾费衍射和米氏散射理论（多普勒测速技术）从散射的光信号推导颗粒物粒径信息。散射的光信号由粒径大小决定，检测器接收到这些散射光信号并利用数学模型将这些信号转换为粒径分布信息。

然而，有经验的操作者认为若仅将此系统视作"黑箱"，则可能得到很多错误结果。不当的样品前处理可能是这种粒径分析方法中引入误差的最大因素。对样品的前处理方法进行充分验证可确保绝大多数颗粒解聚（但非研磨，不引起粒径减小），并且在检测过程中确保样品是一个适当浓度的稳定混悬体系，是获取准确数据的前提条件。检测样品可分别在以溶液或空气作为分散媒的体系中进行。

最后通过复杂的数学模型计算后得到粒径数据。虽然无须详细了解建模理论及算法，数据拟合，模型选择等情况，但重要的是必须清楚该数据处理过程包括了显著性水平假设及模型拟合等步骤。较差的信号或材料数据，如高折射率，可能导致产生错误结果。例如，若没有考虑样品和溶媒间的折射率，混悬液溶媒选择不当，则经特定的粒径算法就可能带来误差。对于粒径分布，需要清楚的是常用的直径概念是借用标准球体的直径，而药物颗粒形状实际差异极大。类似地，这种技术给出的粒径实际是物理上的近似直径而不是空气动力学直径。使用者在进行数据解读时应对以上所有问题做到心中有数。

5.2.4　飞行时间法

基于飞行时间法的气溶胶粒径检测设备对气溶胶进行实时测量可得到空气动力学粒径。检测过程中颗粒物经由一个特殊的喷嘴分离并加速，记录其在两束激光间的飞行时间，然后直接用飞行时间计算等效的空气动力学直径。这种基于光学散射的实时监测方法关键的受限因素为：样品前处理、数据处理与算法，以及数据呈现方式等。

5.2.5　其他方法

粒径检测还有许多其他方法。由于计算机控制的光学散射仪的进步，近年来沉降法的使用已逐渐在减少，库尔特计数技术和相关的电子感应技术也都较少被采用。虽然如此，这些方法仍然是有效的，在解决一些特殊问题时有不可替代的作用。

除了传统上的撞击器、冲击式吸收瓶等较常用的方法外，还有多种其他的惯性分离方法，如荷电低压撞击器（ELPI）、Stöber 离心、气旋空气颗粒采样等。虽然较少被采用，但这些方法均有其独特优势。

亚微米级的颗粒常不适于吸入制剂，但也有一些特殊的检测方法可用于检测其粒径，包括凝聚核粒子计数器，光子相光光谱仪（如英国马尔文公司的 Zetasizer），以及近期出现的纳米颗粒跟踪分析仪（NanoSight，源自英国威尔特郡的 NanoSight Ltd 公司）。

对颗粒物形状的测量是一个被持续关注的领域，当前的分析仪采用了包括图像分析（如英国马尔文公司的 Morphologi G3）和光散射模式变化（如英国布里斯托 Biral Ltd 公司的 ASPECT）等技术。

在实际使用中，医药企业的科学家在药物开发中倾向于仅采用某几种最常用的技术，包括直接的图像测量法或间接的导数测量法（表 5.1）。

表 5.1 优先选择的粒径检测方法

粒径范围	直接测量	间接测量
载体颗粒 > 50μm	光学显微镜	激光衍射法
		飞行时间法
		筛分分析
载体颗粒 ≤ 50μm	电子或光学显微镜	激光衍射法
		飞行时间法
药物团聚物/颗粒 > 100μm	光学显微镜	激光衍射法
微粉化药物 0.1 ~ 10μm	电子显微镜	激光衍射法
		飞行时间法
纳米药物 0.01 ~ 1μm	电子显微镜	光学校正光谱法

5.3 干粉和颗粒物特征体系

5.3.1 简介

影响干粉产品雾化表现的理化性质在其他章节已有描述，在本章介绍部分也有提及，主要包括：

- 粉体及单个颗粒物在一次和二次加工工艺中的特性如何。
- 测定吸入装置参数包括气流及分散的技术实操性如何。
- 吸入药物在存储及运输过程中包括理化稳定性的各项参数如何。
- 吸入装置的实际使用：包括流速及药物解聚情况。

其他的理化因素也对吸入给药有较大影响，如干粉的味道及是否有刺激性等。与此相关，干粉颗粒的溶出速率也是一个重要指标，如在呼吸道的内壁沉积后溶出速率将影响生物利用度。对这个问题，人们的关注度还不够。

干粉颗粒的理化性质决定吸入干粉的雾化特性，包括：粒径分布、颗粒表面积、晶型、纯度、湿度、电荷、形状、表面形态及化学结构、密度等。粒径分布已在 5.2 节进行了描述，本节主要关注颗粒物的表面相关问题。

5.3.2　干粉的内聚与黏附

干粉吸入制剂面临的主要问题是颗粒物的内聚问题。大多数的干粉吸入制剂包括药物和辅料颗粒物，因此需要特别关注药物颗粒间的内聚作用与药物－辅料颗粒间的黏附作用。虽然辅料颗粒间的内聚可能也是重要的，但当前关注点主要集中于药物本身。干粉制剂的粉末特性是内聚/黏附力的综合体现。

清楚颗粒间各种作用力特点非常重要，包括无处不在的范德华力、静电力和毛细作用力。已有领域内的相关专著进行了详细介绍[12,13]。

药物颗粒间的内聚/黏附力不能太强，否则会造成干粉的流动性变差而影响混合过程，进而影响生产转运及填装过程，最终导致药物颗粒难以从吸入装置释放或者吸入时药物颗粒难以分离；但若太弱，则药物与载体颗粒可能在关键阶段过早分离，导致剂量变异加大，无法准确给药。此外，在一些药械匹配较差的吸入体系里，太弱的颗粒间作用力会严重影响气溶胶质量[22]。

我们应清楚干粉的理化性质会影响颗粒物间的内聚/黏附力，还应知道如何去评价这些特性。

颗粒物的粒径大小非常重要：粒径越小，颗粒物表面积和表面能越大。简言之，颗粒间的接触表面积越大，作用力越强。在 5.2 节我们已经对粒径分析方法进行了描述。然而应该指出的是，颗粒物的粒径大小不能决定一切，其他因素如粒径分布、颗粒物形状等也在内聚/黏附中起到重要作用。例如，两个具有相似平均粒径大小的干粉产品，若粒径分布不同，则内聚力也会不同。人们在检测粒径分布的同时，往往会忽视颗粒物的形状。但实际上，举例来说，片状的或盘状的颗粒物或针状的颗粒物可能较球型的颗粒物流动性差，因其相邻颗粒间接触面大小与堆积效率不同（图 5.2）。

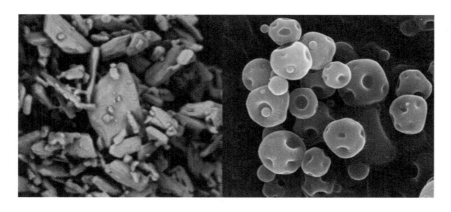

图 5.2　研磨的硫酸沙丁胺醇扁平及针状颗粒（左）与喷雾干燥技术产生的
硫酸沙丁胺醇相似粒径的颗粒对比（右）

授权自：Monash University – using Morphology G3 instrument

5.3.3　物料微观特征

本节将介绍一系列物料特性的表征技术，尤其是决定颗粒物性能的表面特征[12,13]。

颗粒物表面积测量技术在药物颗粒质量控制中起着重要作用，可以表示为单位体积表面积或单位重量表面积。内聚/黏附力受表面积影响，同时也在很大程度上受颗粒表面的理化性质影响。目前还有几种技术可以用于颗粒物表面积的测量。

颗粒物表面的晶型很关键。一般来说，颗粒物表面为无定型时比为晶型时稳定性差，表面能高。在对药物颗粒的研磨及混匀过程中，许多晶型颗粒受到冲击，部分颗粒表面会转化为无定型。

颗粒表面硬度也比较重要，一个材质柔软的颗粒物与其他颗粒物接触时表面形变越严重，则接触面越大，导致相互间作用力越强。

颗粒表面的化学基团对于相互作用力也有影响。范德华力会随着化学基团的极性和极化性不同而改变。与此类似，摩擦生电倾向性不同也会影响内聚/黏附力。

颗粒表面吸湿性会通过形成氢键影响颗粒间作用。当药物颗粒吸收足够的水分并形成毛细管桥，则干粉的内聚/黏附力会急剧上升，紧密接触的颗粒间的相互作用会远大于范德华力或静电力。因此，湿度增加，对于干粉吸入制剂来说会是灾难性的。

　　颗粒表面的粗糙度也会影响内聚/黏附力。但粗糙度也是一个非常难以量化的指标，目前没有描述粗糙度的明确方法。在非常小的尺度上（nm），粗糙的颗粒表面可能因颗粒间接触表面减少，而内聚/黏附力降低。与之相反，在微米以上的尺度上，某些情况下颗粒表面粗糙度增加，可能是因为相互间的咬合或裂缝对较小颗粒的捕捉反而增加了颗粒间的接触面积（图5.3）。

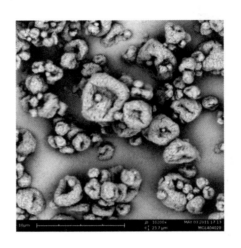

图5.3　喷雾干燥区域展示颗粒表面折皱中的捕获效应

转自：Tomás Sou, Lisa M. Kaminskas, Tri – Hung Nguyen, Renée Carlberg, MichelleP. McIntosh and DavidA. V. Morton；The effect of amino acid excipients on morphology and solid – state properties of multi – component spray – dried formulations for pulmonary delivery of biomacromolecules；European Journal of Pharmaceutics and Biopharmaceutics – in preparation

　　除了以上因素，近来颗粒密度也是吸入药物制剂中一个备受关注的问题。正如环境和职业健康方面的气溶胶科学家所知的那样，煤烟等燃烧产生的颗粒物引起的呼吸系统问题极易被低估，因为这些颗粒物往往以复杂的链式或以多孔的聚集物存在，以光学散射技术检测时具有相对较大的物理粒径。这种检测方法基于假设颗粒物是球型的，但实际上它们的孔隙率很高。若测量它们的空气动力学粒径，肯定是非常小的，因为它们密度非常低，是高度可吸入的。吸入制剂学家已经采用此概念来专门构建低密度的药物颗粒[23]。这种药物颗粒的优势很简单：高孔隙率的颗粒物理粒径大，颗粒间单位体积的接触面积小，相互作用力弱。伴随的优势就是流动性好，易于解聚，与大粒径颗粒接近；然而在雾化时它们的空气动力学粒径又非常小，与小粒径颗粒接近，可以进入呼吸道深部。

通过颗粒工程学等方法改善药物颗粒表面作用力是 DPI 剂型成功的关键。人们的关注点已经集中于如何生产"聪明"的制剂，如低密度颗粒。目前，许多低密度颗粒制剂中含有脂质成分，有可能这些成分也在某种程度上减少了颗粒间的接触面积，而不仅是依靠颗粒形状和密度因素。

如何控制药物颗粒表面（包括干粉和混悬液）已经成为当前的焦点。一种被广泛采用的方法是令颗粒表面产生晶型结构，将无定型部分降至最低。最简单的办法是，许多剂型开发者致力于通过将干粉储存于特定湿度下，降低一次加工（研磨）和二次加工（混合）中产生的无定型药物比例[24]。这种方法意在令无定型药物在特定条件下重结晶，而非形成颗粒间的连接桥[25]。

第二种方法是聚焦于产生高度结晶的颗粒。这也是超临界流体技术（SCFs）等先进沉淀技术的重点[26]。这方面的研究表明，虽然该方法可以生成更稳定、更一致的颗粒，但所产生的完美的扁平晶体实际上并不理想，因为颗粒间接触面显著增大，令干粉制剂无法雾化。

更新的技术可以通过控制重结晶或部分重结晶，使产生的载体颗粒表面高度平滑，如乳糖载体[27]。这些载体颗粒表面的黏附力降低，而致分散效果更好，但若黏附力过低，则可能会出现偏聚问题。

针对颗粒表面问题，一个广为采用的方法是给予药物颗粒表面包被一层非常薄的包衣，终极目的是令所有颗粒外观上一致，以有效降低表面能。在此领域最早的工作主要是对较大的载体颗粒进行包衣，因为大颗粒包衣相对容易些。而现今更高效的包衣工艺已经在微米级的药物颗粒上实现，并且雾化特性获得了显著提升。硬脂酸镁是最常用的包衣材料，其他的包衣材料如亮氨酸、磷脂也具有润滑和表面活性剂的特点[27]。

常用包衣方法有两种：共研磨和共喷雾干燥技术。前者包括气流粉碎研磨、球磨、机械融合等技术[27]。后者采用亮氨酸进行的共喷雾干燥技术，体现出了良好效果[28]。相似地，多种不同蛋白，如白蛋白已被证明可作为辅料，具有良好效果。磷脂中如 DPPC 也可被用作此类辅料。每个案例中，一个关键因素似乎是表面活性剂在干燥过程中的自体组装，由此形成了颗粒表面均一的低吸附包衣。

表面测量技术

Allen（1997）[29]和 Webb 与 Orr（1997）[30]均对表面积测量技术进行了全面的综述。最常用的测量表面方法是令氮气在已知重量的颗粒表面吸附形成单一分子层［BET（Brunauer, Emmett, and Teller）法］，然后检测氮气分子数量。该过程为，首先对干粉真空称重，然后不断增加氮气气压并进行多次称重；氮气被吸附在颗粒表面，进而增加了干粉的质量。

对每克干粉吸收的氮气质量和气压进行拟合，建立关系曲线，然后以数学模型确定每单位的单层氮气分子的数量。因为氮气分子的截面积已知，可以据此计算出颗粒物的表面积。此方法需要正确的计算公式（BET，等温线公式），因为实际上在颗粒物表面形成的氮气分子层可能不止一层。除了表面积，此技术也可应用于观测颗粒物的孔隙及孔隙率。另一种替代方法是，采用浸入水银的方法检测颗粒表面孔隙[29]。

反相色谱法（IGC）可用于检测颗粒物的表面能[31]。反相色谱法的固定相和流动相是相反的，可视作传统气相色谱分析的反向应用。气相色谱的标准色谱柱用于将目标物质从载气中分离出来，而反相色谱则是将探针分子气化后，由载气带入装有待测干粉样本的色谱柱中进行分析。对探针分子的滞留时间进行量化，用于表征颗粒物的表面特性。原则上，反相色谱的数据可以反映颗粒物表面能的特点，如极性、分散表面能、晶面及无定型含量等。在操作中，反相色谱的检测需要特别小心，数据的解读也往往存疑。一个限制是当前流行的基于"无限稀释"的测量方法。此方法中仅有少量的探针分子被注入分析体系（杜绝探针分子间作用），导致实验结果仅显示高能位点的信息，不能全面反映整体颗粒物的表面情况。已有研究者致力于"有限稀释"下的检测方法[32]。

研究表面能的替代方法包括测量与特殊液体的接触角，测量特殊液体毛细作用侵入干粉色谱柱的情况[33]。不同情况下，需要选择不同极性特点的一系列不同液体，但这些液体不应溶解待测物质。

动态蒸汽吸附（DVS）技术也可用于检测颗粒表面物理状态：检测溶剂被吸附到样本表面的比例。不同浓度的蒸汽分别流过待测颗粒物表面，吸附引起质量改变，然后对蒸汽进行定量分析[34,35]。对 DPI 制剂的干粉而言，此技术通过检测对水蒸气的吸收，可反映颗粒表面无定型的含量（其他溶解用于检测另外的特性）及溶剂化物的含量。

研究无定型含量的替代方法还有量热法，尤其是微量热法[33]。然而，这一技术着重点在于颗粒物的整体，而非集中于表面状态。

原子力显微镜（AFM）技术也已广泛应用于检测 DPI 颗粒的一系列特征。胶体探针技术可用于检测单一药物颗粒与载体表面之间的相互作用力。检测过程中，一个药物颗粒被吸附至探针尖端，然后对颗粒在探针尖端的吸附力直接进行分析。此技术受限之处在于探针尖端的接触面积未知，但人们已开发了内聚 – 黏附平衡法（CAB）用以克服这个缺点[36]。原子力显微镜技术也可以用于检测颗粒物的表面粗糙度，分辨率接近原子水平。此技术进一步开发可用于评估材料硬度，揭示量热法测量的某些特征，或用以探索化学作用力。

有几种技术可以用于检测颗粒表面的化学物质。许多电子显微镜具有元素检测能力，如能量色散 X 射线谱仪（EDAX），此技术采用 X 射线进行组成分析，图像之外可以分析化学构成。X 射线光电子能谱分析（XPS，也称为 ESCA）技术和飞行时间二次离子质谱技术（TOFSIMS）均可用于颗粒物的表面研究：前者可给出元素信息，但非每个元素的电子结构细节（如碳原子电子配对确认）；后者可在质谱中给出更为具体的结构细节（如［37］）。另外，可采用的方法还有拉曼光谱。拉曼探针或其他分析方法可加入显微镜，揭示表面的材料组成信息[38]。

检测材料中水含量的标准方法是卡尔费休法（Karl Fischer）。此外，可用的技术还有干燥失重法。但这两种技术均难以简单区分表面水分和结合水，而这一点对于内聚问题又是关键的。

小结

一般来说，这些特殊的分析工具均需要在有效实验数据的获取和对数据的正确解读方面有扎实的操作技能。

所获数据必须小心看待，因为没有任何一项技术可以解决所有问题。粗糙度、表面能、含水量等都是非常有价值的参数，虽然它们可以帮助提示是否有问题出现，但还没有证据证明仅凭这些数据就可以提高对干粉气雾特征的整体预测性。要客观看待任何单独测得的干粉特征数据和检测试验本身，也即正确理解每项检测的重要性及其角色，确保选择正确的技术方法，并能合理解读数据。

这些检测数据应被视为是干粉质量控制体系中，如生产过程控制中（PAT 或

QbD[8]）的核心数据。其中的关键问题是对物料供应商的控制，这对于干粉药物的持续稳定生产来说是最重要的。

质量控制体系应该延伸到 DPI 药用制剂一次和二次加工工艺流程的整体管理。

5.3.4 粉末研究技术

一系列不同技术可用于评价粉末的流动性。其中，粉末剪切测试是最为常用的技术[39]。其原理是在精确控制的条件下对剪切粉末的力进行检测。Jenike 是此领域的先行者，他开发了检测方法的理论框架。剪切力检测机在设计上包括了环形剪切机和单轴剪切机。

流动性特点也可以通过检测粉末的密度和压缩性进行评价。药典有具体的方法用于检测粉末的堆密度和拍实密度，结果可以用卡氏指数或豪斯纳比表示[40]，即两个密度参数间的比例。其他的测试[41]包括休止角、刮铲角和粉末从特定直径微孔的流出能力及时间。测量粉末在旋转鼓中崩塌的重复时间也可以用来表征干粉的流动性[42]。

最近开发的粉体流变仪或许代表了最具潜力的方向[42,43]。尽管许多研究致力于将其标准化，但结果间的波动仍是此技术的一个最主要限制条件。用 Geldart 的观点来解析，这一点很容易理解：粉末的独特之处就在于表现为不同特性的综合体，此外还有其他固体、气体或液体混杂其中。与单一状态的物质不同，粉末可变形、可压缩、可流动，其性能特点高度依赖于处理过程，并因此变化多端[4]。剪切力检测中克服条件变异的方法是给予粉末较大负载压缩至粉块。但对此处理过程的质疑者认为，这一过程不能反映粉末的真实状态，临床吸入装置的实际使用中不会有粉末会被压缩至这种程度。弗里曼粉体流变仪[43,44]可进行一系列粉体压实及不同通气状态下对螺旋叶片的粉末阻力测试。

评价解聚的替代技术

开发一种以流动滴定的方式进行分散性评价工具的优势在于，可以克服以传统级联撞击器进行早期药物颗粒雾化评价的许多缺点[45]。级联撞击器为人所共知的缺点是耗时耗力（包括操作及后续化学分析），并且有流量限制，分辨率不高，不能提供 >10μm 颗粒的粒径信息。此外，这种方法也并不完全可靠，不同操作者的人为因素影响很大。

文献中介绍了许多测定粉末分散性的不同方法（作为碰撞法的替代方法），但这些检测方法对于许多需要化学分辨力的 DPI 药物并不适用，如它们不能分辨乳糖颗粒和药物颗粒。其中，实时光学衍射法似乎是最适用的技术。此技术可实现快捷、稳定检测，可以描述粉末分散的细节情况。例如，5.3.3 节所述的光学散射法，可用于实时检测由吸入器喷出的气溶胶雾型中颗粒物的粒径大小。此外，还可以采用光电探测器通过粒子图像测速技术和多普勒效应追踪气溶胶颗粒的动态变化及粒径分布。

高速视频图像采集技术在收集从吸入器喷射出来的气溶胶颗粒信息方面价值较大。此外，某些情况下还可以对透明吸入器进行拍照，追踪颗粒物在吸入器内的路径，了解其解聚过程[46]。

其他评价粉体解聚的方法与研究粉末物理稳定性及有序混合物分离倾向的方法相似，包括网筛或粉堆振动试验，离心加速试验等[12,41]。

最后，本节内容虽未提及数学模型在预测流动性、撞击、团聚率等参数方面的优势，但数学建模技术也同样是不容忽视的评价技术之一。数学建模技术的提高和工程模型的提出，可使我们模拟许多现行复杂工艺体系中的具体过程[47]。

5.4　工艺控制中的操作问题

许多剂型是混合制剂，因此，如同药物一样控制辅料非常关键，两者的形态和混合情况都很重要。本章已经讨论了需要控制的物料特征。但需要知道，在制剂相关技术中对各种组分进行严格控制仅是通往产品成功之路的一小步。控制工艺流程同样非常重要，在对匹配吸入装置的药物生产工艺设计中仍可能面临非常多的问题。

5.4.1　常规一次和二次加工工艺及控制中的问题

研磨

要得到适合的药物颗粒，机械加工（制剂搅拌或颗粒研磨）是常用的方法，加工过程依赖于能量的输入和颗粒的运动，包括撞击、摩擦、反复产生颗粒间的接触再打破等过程。研磨产生一系列的摩擦效应，并导致许多药物颗粒（药物或辅料）中低度的物理改变。机械加工过程在实际操作中是一个混沌的过程，并未被很好地表征或定义。机械加工包括搅拌和研磨过程，两者主要区别在于能量等级差异和处理方式/转速中的能量输入大小。

在高能量的研磨中，人们观察到了很多物理改变，如颗粒表面的非晶型无序排列，静电电荷产生，颗粒团聚或重排等。这些改变对产品影响较大，因为它们能使药物颗粒产生较大程度的不确定性，发生改变，以及产品性能的不一致，由此导致整个产品失败。例如，颗粒间重结晶可能形成稳固的连接桥，因此，研究这些改变非常重要。

混合

将干粉吸入制剂的不同组分搅拌混匀是二次加工的关键步骤，决定了是否能生产出稳定且持续有效的药品。这一点虽然很重要，但目前针对药物混合对干粉稳定性和性能影响方面发表的文章非常少。以含乳糖微细粒子的 DPI 制剂为例，将乳糖微细颗粒成分加入到制剂中以提高雾化性能时，药物和辅料两个微细颗粒成分必须同时加入。因为干粉的高内聚问题，这是不可以忽视的细节。因混合方式及搅拌的不同能量，混合过程中会产生不同大小、不同比例的复杂颗粒结构，这将在很大程度上影响搅拌中药物颗粒的位置。例如，药物可能黏附到一个多重结构的复杂颗粒表面或一个高活性位点[14]，最终影响制剂品质。

根据工业界的不成文的说法，三元的 DPI 制剂在生产过程中常发生过度搅拌，伴随搅拌时间延长和搅拌能量输入增大的是微细粒子比例（FPF）的下降。其原因可能是因为药物颗粒更强地黏附于载体颗粒表面，而令其在雾化过程中无法分离。

因此，对一次和二次加工工艺的控制非常关键，但目前还停留于凭经验操作的阶段。从 PAT 获得的经验将有助于在此领域取得实质性突破，尤其是在线控制技术方面[8]。未来可望通过确定工艺控制终点，对工艺设计提供关键数据，进而降低整体风险。

5.5　生物药干粉的稳定性

首先需要明确的是，生物大分子药物制剂是非常复杂的。不同类别的生物药，从短肽到大分子，核酸片段再到减毒疫苗，对制剂开发和生产提出了绝然不同的挑战。生物大分子非常容易因化学或物理因素降解而失活。因此，人们开发了许多技术用于生产稳定的玻璃化药物，确保生物大分子在储存过程中不被降解破坏（个例见于参考文献［48，49］）。首要考虑的是生产稳定的玻璃态药物，以降低化学和物理破坏因素对生物大分子的暴露水平。许多工作聚焦于喷雾干燥技术的开发[50]。从分析的角度讲，这些技术主要用于研究玻璃态结构（如 X 光衍射法）和确定玻璃化温度（Tg）。玻璃化转化温度通常从差示扫描量热法（DSC）得来，以调制式差示扫描量热法可以获得最高分辨率和灵敏度。

5.6　液体制剂：溶液和混悬液

液体型的气溶胶发生器可分为溶液型和混悬液型两种体系。对溶液型来说，气溶胶的雾化发生很大程度取决于发生器的雾化机制，多数情况下，还受到液体物理特性影响，如黏度、表面张力等。

对于压力定量气雾剂，额外的考虑因素还有抛射剂的蒸汽压，当采用混合抛射剂时这一点尤为重要。当液体制剂暴露于大气压及常温时，抛射剂液体蒸发，其内部存储的能量释放，会影响所形成的液滴的大小。对于压力定量气雾剂的液滴气溶胶发生过程，目前可以进行相对完整的特征描述，并可以进行可靠的预测[51]。对驱动器的作用也有较全面的理解，以当前的经验，气溶胶液滴的大小可以通过驱动器喷嘴的形状及直径进行预测[52]。

对于喷雾器而言，气溶胶发生机制相对较多，其核心都是把液体打碎至液滴。每种机制分别采用特殊的方式输入能量，在将液体打碎至液滴过程中使液体表面积急剧增加。每种气溶胶发生机制都有自己的优势和限制，包括液滴大小，粒径分布，发生效率和速率，对药物分子破坏程度等各自不同。主要的喷雾器种类见表 5.2，当前已有很多关于这方面的全面的综述[54-56]。

液滴体系相对干粉体系有一个主要的物理劣势：液体中的药物浓度相对较低。利用液体雾化过程可产生微细液滴，这是喷雾剂的优势，但无论在溶液中或悬液中很少能够采用较高的药物浓度比例实现这点。因此，药物递送速率是受限的。另外，采用液体气溶胶发生时应清楚，无论是从压力定量系统以抛射剂发生或通过喷雾器以机械方式发生，气溶胶液滴在发生后随时间和飞行距离的变化是一个关键的不确定因素。气溶胶液滴，从名字可知，是不稳定的，必定会随着蒸发而其粒径变小。这种变化受患者的使用环境因素如温度、湿度等影响。故此在临床应用中，气溶胶液滴在患者的呼吸道内实际的空气动力学粒径分布是未知的。这也意味着，以当前的技术进行粒径检测时（见 5.2 节），对数据的解读应尤为小心。

表 5.2   液体雾化吸入器的主要种类和制剂

雾化机制	简介及范例
双液体	溶液抽吸上来后以压缩空气打碎至液滴，如 Pari LC
液压	给予溶液压力，使其经过一个小孔网筛，喷射形成液滴，或通过一个微孔道，碰撞并碎裂为液滴，如勃林格殷格翰的 Respimat
超声喷雾	电压元件诱发溶液表面高频毛细波，并破碎形成液滴，如 Multisonic
超声网筛	电压元件诱发溶液表面高频毛细波，联用微孔网筛，令液滴穿过网筛，如 Omron Micro AIR，Pari eFlow，Respironics I－Neb
电子喷雾	液体细流上施加高压，引发电流体动力学驱动的雾化形成液滴，如 Ventaira Mystic

制剂	简介及范例
溶液	药物溶于液体中形成真溶液，溶剂常为水，也可以有辅料，如 Ventolin Nebules GSK
微米混悬液	微米级别的固体药物颗粒混悬于溶剂中，溶剂常为水，也还有辅料，如 Flixotide Nebules GSK
纳米混悬液	纳米级别的固体药物颗粒混悬于溶剂中，溶剂常为水，通常还有表面活性剂

引自：Morton DAV，Jefferys D，Ziegler LR，Zanen P. Workshop on devices：regional issues surrounding regulatory requirements for nebulizers. Proceedings of Respiratory Drug Delivery Europe Conference. Davis Healthcare International；2009. pp. 129 － 148

5.6.1　液体制剂的稳定性

相对干粉气溶胶发生体系，溶液型的气溶胶发生体系因化学稳定性欠佳而受限：在溶液中药物的分子运动增加，面临的溶剂化学攻击也增加，这构成了其化学稳定性的一大挑战。

混悬液吸入制剂的化学稳定性比溶液略好，但却面临着混悬液体系的物理稳定性问题。混悬液制剂易受物理因素影响，包括沉降、絮凝和结块等。因此，混悬液制剂要求必须能够在给予一个轻微物理振荡后立即恢复到最佳混悬状态。通常采用传统的混悬方法，如添加表面活性剂、多聚物，或调节溶液极性或密度等。对于混悬液胶体的研究没有抛射剂透彻。容器内表面的特性可能也是比较重要的影响因素。

需要有相关技术对混悬剂的各项指标进行表征及优化。混悬液的稳定性可以采用粒径检测技术进行测量，也可以通过浊度法、板结度检测等方法进行测量。颗粒间的相互作用可以用原子力显微镜法（AFM）进行评价[57]。采用石英晶体微天平技术进行吸收研究，有利于了解表面活性剂和多聚物的相互作用。

混悬液颗粒易于部分溶解，其重复溶解再沉淀现象（或称奥斯瓦尔德熟化现象）对制剂会是一个问题。

纳米混悬液及脂质体制剂的出现，代表了未来的制剂发展方向：较小的颗粒大小令其性能介于传统混悬液与溶液之间。针对这些新剂型，检测方法也应进行改进，尤其是粒径检测技术必须符合相应粒径范围（见 5.2 节）。

5.7　小结

本章目的是对影响吸入药物性能的各种因素进行简短的一般性介绍，了解当前在检测、理解及提高吸入装置性能等领域的进展。本章内容并不全面。需要清楚的是，技术总是在发展之中，新制剂、新器械、新的检测设备都在不断开发之中。例如，新一代的冷凝装置（美国加州阿莱克萨制药的 Staccato 吸入器[58]）可产生极微细烟雾颗粒，具有鲜明优势。未来，完整的产品特性表征将是它成功的关键。

本章从机制的角度，对比了当前预测和控制溶液气溶胶与干粉气溶胶体系的技术方法。读者可能会问，为什么基于溶液的喷雾剂目前更为流行。这里列出了一些原因，但更多的是因为环境、政策及商业的影响。当前的发展趋势表明，未来干粉吸入剂将会持续发展并占据主导位置。

当前对于颗粒表面相互作用及这些作用如何影响粉末的特性，仍然了解有限。例如，微细乳糖颗粒的基本作用目前不仅是个谜，更表现为一个矛盾体。微细乳糖粒子比大多数相同大小药物颗粒的内聚力更强。但为什么加入这样的乳糖微细粒子反而可以提高吸入药物的雾化效率？"活性位点"理论还不足以解释此现象。同样，为什么更具内聚力的药物的 FPF 可以更高？这非常违反常规理论，除非把吸入装置与颗粒团聚结构之间的关系也考虑进来。脱离对颗粒解聚机制的深入理解，吸入制剂很难独立开发成功。

药物混合过程的演变也是一个非常复杂的现象。在多组分制剂中，不同组分药物在不同的阶段混合会改变气溶胶特性。但为什么会这样？

已有充分的证据表明，当有黏附/内聚力形成，随着保存时间由几小时到几周，药物的 FPF 也会改变（通常是减小）。然而，具体机制并不清楚。在这种干粉体系中，颗粒表面的特性究竟在多大程度上可以被我们通过反气相色谱、表面积、原子力显微镜、热量测定，或其他技术研究获知？

对于药物材质、混合过程及加工工艺基础的理解非常重要，也需要对药物材质的特点与局限有明确的认识。当前的产品品质主要依赖于良好的可操作性强的质量管理体系，对供应商原辅料的质量控制，及对一次和二次加工工艺及影响制剂一致性的各种因素的管理，这些都是制剂持续稳定成功的保障。这种质量管理方法也应延伸到医疗器械及其他组合产品。

一言蔽之，吸入剂要求吸入制剂必须与吸入装置相匹配，而最终产品的性能是核心问题。药械匹配基础上，药典所列的综合的体外检测方法（如碰撞器和剂量均一性试验），包括理化稳定性试验等，是反映吸入制剂性能的关键指标。

然而，产品检测不会是未来的关键。从质量保证的角度来讲，"产品质量不是检测出来的"。对药物制剂相关问题的深刻理解才是吸入药物领域技术发展的核心。吸入药物系统如此重要、复杂，又令人着迷，可以确定，未来我们必定会有许多令人兴奋的机遇，可以对它们产生更为深入的了解。而这些进一步的深刻理解必将催生我们能力上的大幅提高和新一代产品的诞生。

（王三龙　张海飞　译）

参考文献

[1]　Le Fanu JD. The Rise and Fall of Modern Medicine. New York，NY：Carroll & Graf；

2000.

[2]　Newman S. Respiratory Drug Delivery：Essential Theory and Practice. Boca Raton，FL：Davis Healthcare International；2009.

[3]　Smyth HDC，Hickey AJ. Controlled Pulmonary Delivery，Advances in Delivery Science and Technology Series. Berlin：Springer；2011.

[4]　Geldart D. Principles of Powder Technology. Chichester：John Wiley & Sons，Ltd；1990.

[5]　Abboud L，Hensley S. New prescription for drug makers：update the plants. Wall Street Journal. September 3，2003.

[6]　Hickey AJ. Inhalation Aerosols—Physical and Biological Basis for Therapy. New York，NY：Marcel Dekker；1996.

[7]　Sadrzadeh N，Miller DP，Lechuga－Ballesteros D，Harper NJ，Stevenson DL，Bennett DB. Solid－state stability of spray－dried insulin powder for inhalation：chemical kinetics and structural relaxation modeling of Exubera above and belowthe glass transition tempera-ture. Journal of Pharmaceutical Sciences 2010；99（9）：3698－3710.

[8]　Ermer J，Miller JHMcB. Method Validation in Pharmaceutical Analysis. Veinheim，Ger-many：Wiley－VCH；2005.

[9]　Xu Z，Mansour H，Hickey AJ. Particle interactions in dry powder inhaler unit processes：a review. Journal of Adhesion Science and Technology 2011；25（4－5）：451－482.

[10]　Islam N，Clearey MJ. Developing an efficient and reliable dry powder inhaler forpulmonary drug delivery—a review for multidisciplinary researchers. Medical Engineering & Physics. In press.

[11]　Behara SRB，Kippax P，Larson I，Stewart PJ，Morton DAV. Insight into pressure drop de-pendent efficiencies of dry powder inhalers. European Journal of Pharmaceutical Sciences. In press.

[12]　Podczeck F. Particle－particle Adhesion in Pharmaceutical Powder Handling. London：Im-perial College Press；1998.

[13]　Zeng XM，Martin GP，Marriott C. Particulate Interactions in Dry Powder Formulations for Inhalation. London：Taylor & Francis；2001.

[14]　Jones MD，Price R. The influence of fine excipient particles on the performance of carrier－based dry powder inhalation formulations. Pharmaceutical Research 2006；23（8）：1665－1674.

[15]　Shur J，Harris H，Jones MD，Kaerger S，Price R. The role of fines in the modification of the fluidization and dispersion mechanism within dry powder inhaler formulations. Pharma-ceutical Research 2008；25（7）：1631－1640.

[16]　Lefebvre AJ. Atomization and Sprays. Washington，DC：Hemisphere；1989.

[17]　Hinds WC. Aerosol Technology. New York，NY：John Wiley & Sons，Ltd；1999.

[18]　Washington C. Particle size analysis in pharmaceutics and other industries：theory and prac-tice. West Sussex：Ellis Horwood；1992.

[19]　Scarlett B. Particle Size Analysis. New York，NY：Chapman and Hall；1994.

[20]　Allen T. Powder Sampling and Particle Size Determination. Amsterdam：Elsevier；2003.

[21]　Merkus HG. Particle Size Measurement. Berlin：Springer；2009.

[22]　Morton DAV，Staniforth JN. The challenge of the new：device－formulation matching in dry powder inhaler systems. Pharmaceutical Manufacturing and Packing Sourcer 2005；spring.

[23] Edwards DA, Hanes J, Caponetti G, Hrkach J, Ben – Jebria A, Eskew M, et al. Large porous particles for pulmonary drug delivery. Science 1997; 276 (5320): 1868 – 1872.

[24] Trofast EA, Briggner L – E. Process for Conditioning Substances. WO patent 95/05805. 1995.

[25] Dunbar CA, Hickey AJ, Holzner P. Dispersion and characterization of pharmaceutical dry powder aerosols. Kona 1998; 16: 7 – 44.

[26] York P, Kompella UB, Shekunov BY. Supercritical fluid technology for drug product development. New York, NY: Taylor and Francis; 2005.

[27] Zhou Q, Morton DAV. Drug – lactose binding aspects in adhesive mixtures: controlling performance in dry powder inhaler formulations by altering lactose carrier surfaces. Advanced Drug Delivery Reviews. In press.

[28] Sou T, Orlando L, McIntosh MP, Kaminskas LM, Morton DAV. Investigating the interactions of amino acid components on a – mannitol – based spray – dried powder formulationfor pulmonary delivery: a design ofexperiment approach. International Journal of Pharmaceutics 2011; 421 (2): 220 – 229.

[29] Allen T. Particle Size Measurement Volume 2: Surface Area and Pore Size Determination, 5 Ed. New York, NY: Chapman and Hall; 1997.

[30] Webb PA, Orr C. Analytical Methods in Fine Particle Technology. Norcross, GA: Micromeritics; 1997.

[31] Buckton G, Gill H. The importance of surface energetics of powders for drug delivery and the establishment of inverse gas chromatography. Advanced Drug Delivery Reviews 2007; 59 (14): 1474 – 1479.

[32] Das SC, Larson I, Morton DAV, Stewart P. Determination of the polar and total surface energy distributions of particulates by inverse gas chromatography. Langmuir 2011; 27 (2): 521 – 523.

[33] Buckton G. Characterisation of small changes in the physical properties of powders of significance for dry powder inhaler formulations. Advanced Drug Delivery Reviews 1997; 26 (1): 17 – 27.

[34] Buckton G, Darcy P. Assessment of disorder in crystalline powders—a review of analytical techniques and their application. International Journal of Pharmaceutics 1999; 179: 141 – 158.

[35] Burnett D, Malde N, Williams D. Characterizing amorphous materials with gravimetric vapour sorption techniques. Pharmaceutical Technology Europe 2009; 21 (4): 41 – 45.

[36] Begat P, Morton DAV, Price R, Staniforth JN. The cohesive – adhesive balances in dry powder inhaler formulations I: direct quantification by atomic force microscope. Pharmaceutical Research 2004; 21: 1591 – 1597.

[37] Zhou Q, Gegenbach T, Denman J, Das S, Qi L, Zhang HL, et al. Characterization of the surface properties of a model pharmaceutical fine powder modified with a pharmaceutical lubricant to improve flow via a mechanical dry coating approach. Journal of Pharmaceutical Sciences. In press.

[38] Shur J, Price R. Advanced microscopy techniques to assess solid – state properties of inhalation medicines. Advanced Drug Delivery Reviews. In press.

[39] Schulze D. Powders and Bulk Solids Behavior, Characterization, Storage and Flow. Berlin: Springer; 2008.

［40］　Thalberg K, Lindholm D, Axelsson A. Comparison of different flowability tests for powders for inhalation. Powder Technology 2004；146：206 - 213.

［41］　Rhodes M. Principles of Powder Technology. Chichester：John Wiley & Sons, Ltd；1990.

［42］　Kaye BH. Powder Mixing, Volume 10. New York, NY：Chapman and Hall；1997.

［43］　Campbell C, Keaveny B. Key technologies and opportunities for innovation at the drug sub-stance - drug product interface. In Houson I, editor. Process Understanding：For Scale - Up and Manufacture of Active Ingredients. Chichester：John Wiley &Sons, Ltd；2011.

［44］　Freeman R. Measuring the flow properties of consolidated, conditioned and aerated pow-ders—a comparative study using a powder rheometer and a rotational shear cell. Powder Technology 2007；174：25 - 33.

［45］　Behara SRB, Larson I, Kippax P, Morton DAV, Stewart PJ. An approach to characterising the cohesive behaviour of powders using a flow titration aerosolisation based methodology. Chemical Engineering Science 2011；66：1640 - 1648.

［46］　Tuley R, Shrimpton J, Jones MD, Price R, Palmer M, Prime D. Experimental observations of dry powder inhaler dose fluidization. International Journal of Pharmaceutics 2008；358：238 - 247.

［47］　Coates MS, Tang P, Chan HK, Fletcher K, Raper JA. Characterization of pharmaceutical aerosols for inhalation drug delivery. In Sigmund W, El - Shall H, Shah DO, Moudgil BM, editors. Particulate Systems in Nano - and Biotechnologies. New York, NY：Taylor and Francis；2008.

［48］　Gumbleton M, Taylor G. Theme issue on challenges & innovations in effective pulmonary systemic & macromolecular drug delivery. Advanced Drug Delivery Reviews 2006；58/9 - 10.

［49］　Weers JG, Tarara TE, Clark AR. Design of fine particles for pulmonary drug delivery. Ex-pert Opinion on Drug Delivery 2007；4（3）：297 - 313.

［50］　Vehrig R. Pharmaceutical particle engineering via spray drying. Pharmaceutical Research 2008；25（5）：999 - 1022.

［51］　Rogueda P. Novel hydrofluoroalkane suspension formulations for respiratory drug delivery. Expert Opinion in Drug Delivery 2005；2（4）：625 - 638.

［52］　Lewis D. Metered - dose inhalers：actuators old and new. Current Opinion on Drug Deliver-y 2007；4（3）：235 - 245.

［53］　Morton DAV, Jefferys D, Ziegler LR, Zanen P. Workshop on devices：regional issues sur-rounding regulatory requirements for nebulizers. Proceedings of Respiratory Drug Delivery Europe Conference. Boca Raton, FL：Davis Healthcare International；2009. pp. 129 - 148.

［54］　Finlay WH. The Mechanics of Inhaled Pharmaceutical Aerosols：An Introduction. San Die-go, CA：Academic Press；2001.

［55］　McCallion ONM, Taylor KMG, Bridges PA, Thomas M, Taylor AJ. Jetnebulisers for pul-monary delivery. International Journal of Pharmaceutics 1996；130：1 - 11.

［56］　Taylor KMG, McCallion ONM. Ultrasonicnebulisers for pulmonary delivery. International Journal of Pharmaceutics 1997；153：93 - 104.

［57］　Traini D, Young PM, Rogueda P, Price R. Invitro investigation of drug particulates interac-tions and aerosol performance of pressurised metered dose inhalers. Pharmaceutical Research 2007；24（1）：125 - 135.

[58] Noymer P, Myers D, Glazer M, Fishman RS, Cassella JV. The staccato system: inhaler design characteristics for rapid treatment of CNS disorders. Respiratory Drug Delivery 2010; 1: 11 – 20.

第 6 章

吸入制剂空气动力学评价：基本原理和当前药典方法

Francesca Buttini[1], Gaia Colombo[2], Philip Chi Lip Kwok[3], and Wong Tin Wui[4]

[1]*Department of Pharmacy, The University of Parma, Parma, Italy*
[2]*Department of Pharmaceutical Sciences, The University of Ferrara, Ferrara, Italy*
[3]*Department of Pharmacology and Pharmacy, LKS Faculty of Medicine, The University of Hong Kong, Hong Kong, China*
[4]*Faculty of Pharmacy, Universiti Teknologi MARA, Puncak Alam, Selangor, Malaysia*

6.1 引言

撞击器是检测药用吸入器和喷雾器气溶胶粒径分布的标准仪器。此仪器可直接检测气流中影响颗粒物运动的空气动力学粒径。同时，撞击器提供了将活性药物成分和制剂中其他非生物学效应成分按照不同的粒径大小依次分离的唯一方法。气溶胶雾团由药用吸入器产生，可以是单一药物或联合用药物，也可以含作为辅料的乳糖或抛射剂，以及一些能促进药效的辅料和添加剂。

药物气溶胶采样和粒径检测方法是通过让气溶胶穿过已知粒径的串联层级来实现的。气溶胶颗粒随撞击器中的气流撞击收集板而被捕获。每层级微孔孔径及到收集板的距离是固定的。较大惯性的颗粒物不能随气流运动而撞击在前面层级的收集板上，较小惯性的颗粒物可以随气流运动穿过一系列的撞击板；越小的颗粒物越具有良好的空气动力学特性，它们逐级撞击在下一层的收集板上[1]。

撞击器是用于吸入制剂质量评估，而非预测体内药物沉积。在体外，颗粒物速度在通过串联层级的第一级后逐级增大，而在体内颗粒物从喉到肺泡的运动过程中速度逐渐降低。

定量吸入器（MDIs）包括内含药物溶液或悬液并带有抛射剂的压力容器，通过阀门精确定量喷射药物；而干粉吸入器（DPIs）由微细药物固体颗粒组成，可含有或不含有赋形剂。当用 DPIs 肺部给药时，患者需要用力吸气从而使干粉分散。较高的吸气流速能够使干粉充分分散，利于实现有效给药。在此情况下，可递送和吸入的剂量取决于吸气流速，因此每次吸入药量可能不同。在湿度的影响下，存储在吸入器中药物颗粒团聚状态不同，使药物吸入剂量的不确定性变得更加复杂。近年来开发的带有压缩空气或电池驱动的 DPIs，利用压缩空气或电池驱动药物颗粒分散，取代了依靠患者吸气分散药物的方法。

体外空气动力学评价可分析药物颗粒物粒径大小、分布特征、微细粒子分数（FPF）和/或可到达肺部的药量，这提供了评价吸入器的药物递送一致性和药物肺部沉积模式的方法[2]。应通过调整粒径大小和修饰理化性质设计药物吸入颗粒，并通过气溶胶的空气动力学评价确定其功能。

当前公认的标准检测方法和仪器收录在《欧洲药典》和《美国药典》中[3,4]。宽泛地讲，吸入器或雾化器所发生气溶胶的空气动力学特征可以通过两级撞击器、安德森串级撞击采样器（ACI）、Marple–Miller 撞击采样器、多级液体撞击器（MSLI）和新一代撞击采样器（NGI）进行检测。

6.2 撞击器/冲击式吸收瓶的设计

撞击器中颗粒物是撞击到一个干的收集盘上，而在冲击式吸收瓶中，颗粒物是沉积在液体表面上。两者均利用了颗粒物惯性撞击的原理。

利用惯性撞击来分离雾化后不同粒径的药物颗粒，提供了一种可直接测量颗粒物空气动力学粒径的方法。这需要收集并定量多级撞击采样器中惯性撞击沉积的药量来确定粒径。分散的气溶胶颗粒随气流方向运动直至受周围气流的摩擦力作用而失去惯性，然后颗粒弛豫并随气流改变到另一个方向继续运动。"弛豫时间"是颗粒物在新的阻力作用下调整或改变流速的必要时间。小颗粒弛豫时间很短，拥有较低水平的动能（物体运动，是质量和速度的乘积）。小颗粒不易撞击沉积，而大颗粒会沿原气流路径方向惯性撞击到收集板面上，进而可分离不同大小粒径的雾化颗粒。

　　撞击器和冲击式吸收瓶均是基于惯性撞击的原理设计。ACI 和 NGI（图 6.1）是吸入制剂开发和质量评估的主流仪器，与 Marple - Miller 撞击采样器和 MSLI 在设计原理与检测方法方面均有相似之处。典型的撞击器和冲击式吸收瓶是由吸入器嘴、进气口、串级采样板、过滤系统、流量控制器（绝度压力传感器）、双控电磁阀、定时器和真空泵组装而成，有时也会需要使用预分离器等辅助配件，预分离器可以在检测 DPI 空气动力学粒径时剔除 > 20μm 的颗粒。预分离器连接于进气口（喉部）和第一级撞击板之间，当对药物混合干粉制剂进行检测时，能够有效地捕捉乳糖载体大颗粒。

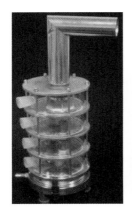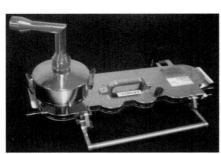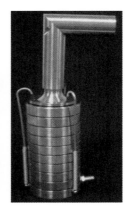

图 6.1　串级撞击采样器：从左到右依次为多级液体撞击器、新一代撞击采样器和安德森级联撞击采样器

授权自：英国 Copley Scientific Limited

　　进气管（喉管）、撞击器和真空泵是级联撞击采样器检测吸入制剂空气动力学特征的主要组成部分。进气管（铝或不锈钢管 90°弯曲）用来模拟患者嘴到喉的部位，引导气流至撞击器各层级的水平位置。真空泵抽气产生气流通过串级撞击器，在进气管模拟吸气时的气流峰值，并在检测期间保持气流流速恒定。

　　撞击器或冲击式吸收瓶由 4 ~ 8 个密封的层级串联在一起。每级撞击器上有一个或一系列喷嘴和一个收集板[5]。ACI 和最近发展起来的 NGI 均包括 8 级。吸入制剂颗粒穿过这些喷嘴，加速后撞击在收集板上。较大颗粒撞击到前面的收集板上被收集，而较小颗粒随气流运动撞击在后面层级的收集板上。撞击器将气溶胶颗粒根据不同粒径分别收集。撞击器或冲击式吸收瓶最后是一个滤纸或微孔收集器（MOC），收集未能撞击沉积的颗粒。 <0.1μm 的颗粒物以布朗扩散沉积，是一种在静止空气中不规则运动并从高浓度区域向低浓度区域扩散的运动。布朗扩散、拦截、静电、沉降和惯性撞击或其联合作用都在颗粒的沉积过程中起到一定作用。

6.3 空气动力学评价

空气动力学评价是通过一系列实验和后续计算来实现的，其目的是获得气溶胶颗粒空气动力学粒径分布特征。空气动力学直径是表示颗粒随气流运动能力的特征参数，是评价吸入制剂可吸入性的体外方法。使用撞击采样器进行空气动力学评价，可令吸入制剂颗粒沉积在撞击器的不同层级中。撞击器每层级具有不同"截止粒径"：大于该粒径的颗粒被收集，而小于该粒径的颗粒可通过。这种连续的分离能力实现了依据空气动力学直径对颗粒进行分类。根据撞击器每层级收集的样品量，再根据第6.8节描述的程序可以计算出颗粒物在每层级的质量分数。

空气动力学直径是通过斯托克斯当量直径计算出的一种特征性的当量径等效球体直径。

- 斯托克斯直径（d_{st}）是与待测颗粒具有相同密度和沉降速度的球体的直径。
- 空气动力学直径（d_{ae}）是与待测颗粒具有相同沉降速度的单位密度球体的直径。

斯托克斯法描述了在重力作用下颗粒在气流中的沉降情况。斯托克斯法则使用时考虑了气溶胶颗粒沉降速率受重力场的作用。由于最终沉降速率（V_{ts}）与颗粒物直径的平方成正比，使 V_{ts} 随颗粒粒径增加而迅速增大。V_{ts} 计算公式如下：

$$V_{ts} = \frac{\rho \, d^2_{ts} g}{18\eta} \qquad （公式6.1）$$

式中：ρ 为球形颗粒密度，g 为重力加速度，η 为颗粒沉降时流体的黏度。斯托克斯直径和空气动力学直径关系如下：

$$d_{ae} = d_{ts} \sqrt{\frac{\rho}{\rho_0}} \qquad \text{（公式 6.2）}$$

因此，空气动力学直径是气流中具有相同沉降速率的单位密度球形颗粒直径（例如，$\rho_0 = 1.00\,g/cm^3$）。考虑到颗粒形态对运动的影响，在 d_{ae} 和 d_v（等体积直径）之间引入形状因子，这是一个校准因子。对于球体颗粒形状因子为 1，除非为某种流线型，否则其动力系数会大于 1。形状因子的引入允许计算空气动力学直径时使用等体积直径，公式如下：

$$d_{ae} = d_v \sqrt{\frac{\rho}{\rho_0 \chi}} \qquad \text{（公式 6.3）}$$

式中：d_v 为球体等体积直径，χ 为动态形状因子。由于气流压力对颗粒形状的改变，MDI 制剂液滴并不完全是球形。由公式 6.3 可推断，非球体颗粒可呈现出较小的空气动力学直径。

气溶胶空气动力学直径大小主要取决于几何粒径、形状、密度和表面形态等颗粒特性。多孔颗粒空气动力学直径比密实的颗粒小。液体气溶胶由于溶剂蒸发、相位差和添加剂等，在较大程度上改变了气溶胶颗粒特性，使其空气动力学特性在实际应用中比 DPI 颗粒更加复杂。

气溶胶颗粒物粒径特征分布符合典型的对数正态分布。这种分布特征可以通过质量中值直径分布特征来表示。质量中值直径表示一半质量的气溶胶颗粒大于或小于该直径。粒径分散程度可通过几何标准差（GSD）来描述。撞击器或冲击式吸收瓶利用气流分离颗粒，并依据不同粒径分别定量药物质量，所得的粒径大小定义为空气动力学质量中值直径（MMAD）。MMAD 是利用沉积于对应较小截止直径的各级药物质量相对截止直径的对数而绘制的对数概率累积百分图计算所得。各级药物质量累积百分比和对数截止直径间的线性关系由最小二乘法回归决定。MMAD 所表示的直径大于 50% 的气溶胶颗粒的直径，通常表述为 d_{ae50}。GSD 是以 MMAD 数值为核心表示粒径分散程度的指标，可通过 6.8 节中描述图的斜率计算而得到[4]。

颗粒物空气动力学直径大小取决于其周围的气流，可以用雷诺数 Re 来表示：

$$Re = \frac{\rho V d}{\eta} \qquad \text{（公式 6.4）}$$

式中：ρ 为气流密度，V 为气流和颗粒物间的相对速度，d 为颗粒物的直径，η 为颗粒物沉降时气流的黏度。

需注意的是，公式 6.4 中的密度是指空气的密度，并不是气溶胶颗粒物的密度，这是在应用雷诺数时常发生的混淆。雷诺数是无纲量数值，其揭示流体（液体或气体）是处于完全稳定状态（层流）或是大体稳定但有小幅度不稳定的变化（湍流）。

人的呼吸道系统在气管和终末细支气管间气流为层流，雷诺数为 0.01~2。通过撞击器的气流雷诺数为 0.1~20。斯托克斯流（层流）描述通过重力沉降和布朗扩散机制沉积的颗粒物空气动力学直径。在高速气流中使用斯托克斯流进行气溶胶空气动力学评价会导致系统误差。在雷诺数 >0.1 时，惯性撞击是颗粒物在上呼吸道沉积的主要机制。

吸入制剂的性能主要取决于气溶胶颗粒空气动力学和几何粒径分布。几何粒径和粒径分布决定颗粒间的相互作用、递送剂量及其均一性、药物溶出速率和细胞对颗粒的吞噬。空气动力学粒径分布和 MMAD 决定吸入剂可吸入剂量和在肺中沉积模式。气溶胶颗粒在肺中沉积主要有 3 种机制：撞击、重力沉降和布朗扩散。众所周知，MMAD 为 1~5μm 的气溶胶颗粒主要沉积在气管和肺泡区域，具有肺部侵入性。在此粒径范围中越小的颗粒对肺的侵入性越强，可以抵达细支气管，实现更广泛的沉积。这些微细颗粒更适合递送抗感染药物如肽类和蛋白，它们可在肺泡区吸收并对机体产生系统性作用。而大颗粒对于哮喘的治疗更为有效，因治疗哮喘需要药物沉积于上呼吸道。5μm 颗粒物沉积靶部位在呼吸道上部，可直接引起支气管扩张效应。

6.4　惯性撞击和截止粒径

斯托克斯数是反映颗粒物撞击在收集板上效率的无纲量参数，定义为颗粒物在平均喷出速度（U）下的制动距离与喷口半径的比值。斯托克斯数根据如下公式进行计算：

$$Stk = \frac{U_0 \rho \, d^2 \, C_c}{9\eta \, D_n} \qquad (公式 6.5)$$

式中：U_0 为喷口平均流体速度，ρ 为颗粒密度，d 为颗粒直径，C_c 为坎宁安滑流修正系数，η 为空气动力黏度，D_n 为喷嘴直径。

由于 <1μm 的颗粒物表面有"滑动"，使其沉积比斯托克斯法则预测沉积更

快，所以对于 $<1\mu m$ 的颗粒物，公式 6.5 中引入坎宁安滑流修正系数。

公式 6.5 应用时假设所有颗粒物是球体，其雷诺数远小于 1（<0.1），密度远大于空气密度。如果斯托克斯数大于预估值，颗粒物将撞击在收集板上，这意味着颗粒物需要更长的弛豫时间。

收集效率是指颗粒物通过喷嘴后沉积在撞击板上的比例。所有粒径大于其中某一级撞击器截止粒径的颗粒物将沉积在收集板上，而所有小于截止粒径的颗粒物将随气流流到下一级撞击器中。这种实验将颗粒物质量分布分别归入一系列称之为"尺度分级"的一系列粒径范围。

由于长期使用，喷嘴和收集板可能发生破损，因此撞击器每层级的截止粒径必须定期校准[6]。

由于 DPIs 具有不同的气流阻力和分散效率，在使用撞击器或冲击式吸收瓶测试 DPI 时，气流流速应设置为 $28\sim100L/min$[7]。预先校准得到截止粒径后，若使用不同于 Q_n 的气流流量 Q（$Q_n=60L/min$）时，新的各层级截止粒径可通过已建立的系列公式计算出：

$$D_{50Q} = D_{50Qn}\left(\frac{Q_n}{Q}\right)^{\frac{1}{2}} \tag{公式 6.6}$$

式中：D_{50Q} 是在流量为 Q（60L/min）时的截止粒径，n 是流量为 Q_n 时的理论分割值。

在使用 NGIs 时，用相似的公式来计算各级经历不同流速的截止粒径，除了指数值（x）与撞击器公式的不同。

$$D_{50Q} = D_{50Qn}\left(\frac{Q_n}{Q}\right)^{n} \tag{公式 6.7}$$

假定流量 Q 高于 Q_n，则撞击器各级截止粒径变小。撞击器各级药物质量分布预计会呈现较小的空气动力学粒径。在校准撞击器各层级和测试吸入制剂时，必须明确流速。撞击器各级必须使用正式测试吸入制剂时的流速进行校准并表征其截止直径。

6.5 药典方法

吸入制剂空气动力学评价使用组装好的撞击器或冲击式吸收瓶。仪器进口的气流量必须在每次测定空气动力学粒径分布前精确定量。测量 MDIs 时气流量设定为28～30L/min，而测量 DPIs 可以在 28～100L/min 之间变化。对于大多数 DPIs，由于患者通过简单深吸气获取药物，无须吸气与气雾发生配合。吸入制剂进入体内的效率取决于患者吸气的力度和持续时间。此外，不同厂商的吸入器吸气阻力不同。体外评价系统可近似模拟体内吸入情况，患者吸气力度和持续时间可分别以所用的气流流速和流经吸入器所用的时间来模拟。对于 DPIs，《美国药典》表明通过检测仪器的气压会降低 4kPa，并且应当采用与从吸入器吸嘴中抽出 4L 空气一致的持续时间。上述参数在《美国药典》中"通用控制仪器"章节[4]和《欧洲药典》"实验装置"部分均有描述[3,8]。

6.5.1　吸入 4L 空气所需时间

检测中，从吸入器中抽吸空气的体积应保持在 4L，此体积代表 70kg 平均体重成年男性吸气时的正常体积。DPI 的 4kPa 压降代表使用吸入器时患者的吸气压降[9]。

测试 DPI 前要设定抽气流速。模拟吸气时间通过使用与真空泵连接的二通阀来控制。通过定时器对电磁阀和相应循环周期进行控制。阀门与撞击器和真空泵相连。在检测前模式下电磁阀门处于关闭状态，故没有气流通过检测仪器。实验开始，磁通阀切换，气流通过测试装置，吸入器处于检测状态。到达预设时间，电磁阀再次关闭，"呼吸"循环完成。通过使用定时器来控制双向磁通阀开放时间，这样可控制通过吸入器的吸气体积，最终达到定量体积 4L。也可以在 Q_{OUT} 流量下为了获得 4L 体积，通过下列公式计算电磁阀开放时间：

$$T = 240/Q_{OUT} \qquad\qquad （公式6.8）$$

例如，如果 Q 为 100L/min，定时器必须设置为 2.4 秒；如果流速设定为 60L/min，定时器必须设置为 4 秒；如果流速设定为 30L/min，定时器必须设置为 8 秒。DPIs 吸气时间的设定很重要。Q 取决于所使用仪器的特性。

6.5.2　设定流量 Q，实现 4kPa 压降

为了在测试中设定正确的流速，首先必须建立与人体使用特定吸入器时产生压降相当的流速。检测所使用流速应为通过吸入器产生预期压降的流速，与吸入器阻力相适应。《欧洲药典》和《美国药典》建议通过吸入器产生的 4kPa 压降

可广泛代表患者使用干粉吸入器呼吸时所产生的压降[3,4]。吸入器中气流被抽吸而产生的压力降，可以通过比较吸入器吸嘴和大气压间的绝对压力直接测量。

使用流量控制阀时，可通过调整真空泵的流速产生所需的 4kPa 压降。使用流量计替代吸入器可测量产生相应压差所需的流量。测定递送剂量和颗粒粒径时必须采用此流量。唯一例外是当产生 4kPa 压差的气流量 > 100L/min 时，应采用固定流量 100L/min。

6.5.3　流速的稳定性

通过设置参数控制模拟人体吸气的流量峰值和持续时间时，有一个决定性的变量需要加以考虑，即流速的稳定性。如果 P_3/P_2 的比率 ≤0.5，那么可以认为流速是稳定的，这里的 P_2 代表靠近撞击器或吸收瓶的压强，P_3 代表靠近真空泵的压强。此参数的重要性在于，它可确保通过吸入器的流量没有受到真空泵波动的影响，并且可以监测流量控制器上游阻力的微小变化。

6.6　级联撞击器：通用结构和操作

要准确测量颗粒粒径，正确的组装和操作对于撞击器来说是非常关键的。如果未能正确装配或未能在检测前进行流量校准可能会导致检测失败。ACI 中滤膜或收集板被错误放置、仪器气密性被破坏、吸入器吸嘴和进气入口之间的连接不正确，均可引起检测结果的误差[10]。在对吸入制剂检测时，首先将准备好的吸入器与撞击器进气管同轴装配连接（图 6.2）。需要通过使用自制的橡胶适配部件确保每个吸入器与撞击器进气管紧密连接。

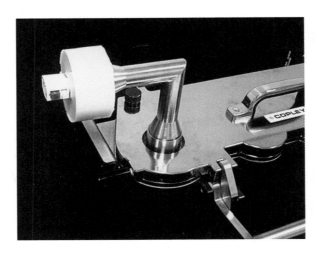

图 6.2　RS01 DPI 吸入器（Plastiape，IT）、吸嘴和 NGI 进气入口连接（由 Plastiape IT 公司提供 RS01 DPI，Copley 公司提供 NGI）

　　真空泵按照设定的流速开始抽气，在磁通阀关闭之前吸入器释放 20 秒以确保气溶胶充分发生。如果需要测量额外剂量，则重复上述装卸过程。吸入器吸嘴、撞击器进气管和各级撞击板与过滤系统需要使用溶剂进行清洗。由于溶剂会影响药物溶解及收集器中药物回收率，故对不同药物溶剂的选择非常关键。溶剂也会影响药物的定量分析。

　　收集到的样本（如有必要可以进行稀释）可使用紫外分光光度法或高效液相色谱法（HPLC）进行定量分析。当 DPI 制剂不含辅料而仅为单一药物成分时，可简单地根据吸入器重量的损失确定药物的递送剂量。

　　对多数药物制剂而言，需要进行多次气溶胶发生以达到药物分析灵敏度的要求。在撞击器中释放的剂量次数会影响药物总质量和各级收集板上的药物质量，但不会影响空气动力学粒径的分布检测，这是因为撞击器对颗粒粒径区分的能力没有被破坏。

　　使用撞击器或冲击式吸收瓶进行吸入制剂空气动力学评价常伴随各种复杂情况。撞击器的小颗粒收集板表面药物质量容易过载。消除这种隐患的方法包括在各级撞击板上使用黏附剂或纤维层，以减少各级颗粒物向更小截止粒径层级的滑移。对于一个撞击器或冲击式吸收瓶而言，层级间药物的损失不应超过总递送剂量的 5%。如果出现层级间药物损失超过 5%，药物质量检测就要包括损耗在收集板侧壁和收集板上的药物。

对于撞击器，由于不正确安装致未密封而引起的检测系统漏气情况必须加以控制。漏气情况可以影响药物粒径分布检测，这取决于漏气程度和位置。特别是在使用 ACIs 重复检测时，标准 O 型环很容易被溶剂破坏[10]。

另外一种现象也需要避免，即已沉积的颗粒再次被后面的气流重新带走。为了避免这种现象发生，可在撞击器各级收集板的表面涂抹一层硅油、甘油或其他物质。这点对于干粉吸入制剂特别重要，也会发生在一些 MDI 吸入制剂，但对含液滴的气溶胶吸入制剂可以不做要求[11,12]。

在使用多级液体撞击器（MSLI）时，不需要在收集板上涂抹硅油和甘油，检测前除了最后一级，其他各级都必须具备 20ml 液体。这些液体可阻止已沉积颗粒重新被后续气流带走的情况发生，也同时模拟了颗粒物在肺中撞击沉积的真实情况。一般情况下，水是首选溶剂，但对于疏水药物也可使用其他有机溶剂，以方便药物的溶解和后续药物检测。然而随之会产生有机溶剂的挥发问题，尤其是挥发性有机物溶剂在高流量时的挥发[10]。继而药物质量检测、粒径及粒径分布分析等均会出现偏差。针对溶剂挥发问题，可以用溶剂中已知浓度的内标进行监测[10]。

6.7　撞击器/冲击式吸收瓶特性

6.7.1　两级冲击式吸收瓶（或玻璃吸收瓶，装置 A）

两级冲击式吸收瓶是第一台被《欧洲药典》认可并采纳的仪器[3]。此仪器相对简单，易于使用和组装，是一种可以检测制剂可吸入部分的快捷方法。它是由玻璃材质制成的，所以与传统金属撞击器相比不会有易于腐蚀的问题发生。吸收瓶由两个圆形玻璃瓶和一个锥形瓶组成，玻璃瓶之间通过玻璃管相连接。药物样品被收集到适当的液体中以供分析。设定流量为 60L/min，截止直径为 6.4μm[3]。第一级由 B、C 和 D 组成（图6.3），收集大于截止直径的颗粒物。< 6.4μm 的颗粒物沉积在第二级，由 E、G 和 H 组成（图6.3）。

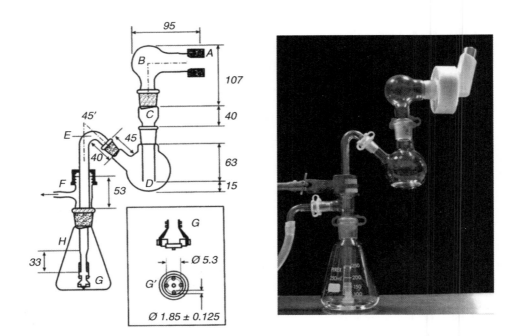

图 6.3　两级吸收瓶：《欧洲药典》[3]粒径图（由英国 Copley 公司提供）（左图）和组装实物图（右图）

此仪器采用液体冲击原理，将从吸入器中释放的药物气溶胶剂量分为可吸入和非吸入部分。非吸入剂量撞击在口咽部，随后被吞咽一部分，口咽部等同这里的喉管底部和冲击室的上部（共同组成第一级）。<6.4μm 的颗粒物脱离冲击室（D），其代表吸入剂量，可进入肺（第二级）。检测前，7ml 溶剂分装于上冲击室（D），30ml 分装于下冲击室（G）。收集在下冲击室内的药物活性成分并检测分析，作为递送剂量的可吸入部分。该仪器颗粒粒径筛选采样效率相对较低，但由于其简单易行和检测时间短，主要应用于早期药物开发。

6.7.2　多级液体撞击器

多级液体撞击器（MSLI）被认为是由两级吸收瓶演化而来。它是 5 级串级撞击器，在《欧洲药典》和《美国药典》中都有描述[3,4]。它可以被用来测定 DPIs、MDIs 和喷雾器的空气动力学粒径分布。

多级液体撞击器（图 6.4）制作材料可以是铝，316 不锈钢或钛，配备有标准聚四氟乙烯（PTFE）密封件。这样可以允许材质在抗腐蚀性、重量和成本方面有更多的选择性。药典所描述的进气管与其他串级撞击器的相同。前面 4 级有玻璃壁，第 5 级包括一个完整的滤膜，以确保捕捉到剩余颗粒物，防止损害吸气泵。MSLI 通过设计避免了各级间的损耗，适于使用 30～100L/min 范围内的流速。设计流速在 60L/min（理论流速 Q_n）时，1、2、3、4 级截止直径分别为 13，6.8，3.1，1.7μm[4]。当流速不是 60L/min 时，各级的截止直径数值可根据 6.4 节的内容计算。MSLI 的收集板必须保持潮湿（通常使用回收溶剂），这样有助于减少干粉颗粒的回弹问题，无须对收集板进行涂抹。

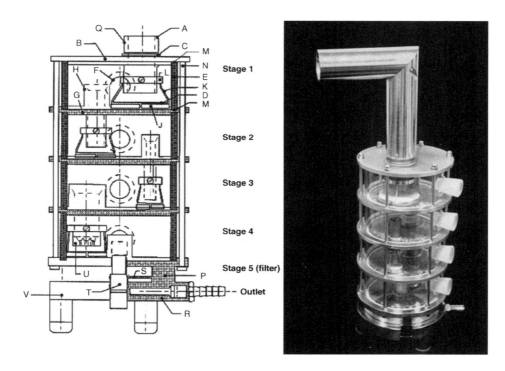

图 6.4　多级液体撞击器（MSLI）：结构图（左）和组装图（右）（由英国 Copley 公司提供）

6.7.3　安德森级联撞击器

安德森级联撞击器（ACI）是 8 级级联撞击器，在《欧洲药典》和《美国药典》中被设计用来检测 MDIs 和 DPIs 的气溶胶粒径分布[3,4]。ACI 对颗粒物粒径的区分更为细致，并且可以在不同流量下进行检测。各级（图 6.5）均有大小确定的喷射孔，依次排列，将通过该仪器的气溶胶颗粒由大到小逐级收集[2]。

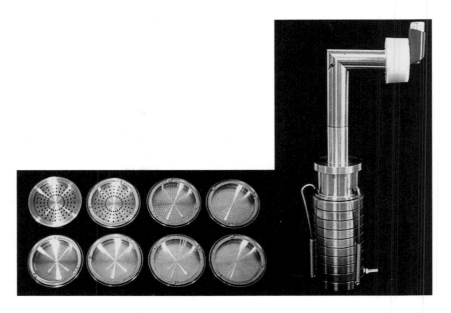

图 6.5　安德森级联撞击器（ACI）：8 级（左）和组装仪器，配有预分离器（右）（由英国 Copley 公司提供）

　　ACI 材质一般用铝，但也有用 316 不锈钢和钛。316 不锈钢由于其优异的耐腐蚀和耐用性而被制药工业作为首选材料。各层级被钩锁拉紧，使用 O 型硅胶垫圈进行密封。这种垫圈可以确保各级间有良好的气密性，已通过了美国 FDA 审查。最后一级有滤膜，确保收集到最细小的颗粒物。整套仪器配有预分离器（通常在检测 DPIs 时使用），还包括一个模拟喉部的喉管。

　　与其他撞击器设计原理相似，ACI 容许药物气溶胶依次穿过各层级，惯性大的颗粒物撞击到收集板上，惯性小的颗粒物随气流进入到下一层级。

　　标准 ACI 设计流速为 28.3L/min，但在许多情况下（尤其是低阻力的 DPIs）如果实现 4kPa 的压降，则需要使用高于 28.3L/min 的设计流量。应该清楚改变流速就会影响每级的截止直径，这一点很重要。可以使用经验公式来计算在 28.3～100L/min 范围内截止直径的改变情况。截止直径大小遵循斯托克斯法则，即截止直径与气流大小的平方根呈反比，但随流速的增大各级间截止粒径大小的分辨率会降低。为了避免这个问题，在流速为 60L/min 和 90L/min 时可采用两个改进的配置，具体可见《美国药典》[4]。

使用 60L/min 的撞击器时，移除 0 级和 7 级用 −0 级和 −1 级代替；同样，使用 90 L/min 的撞击器时将 0 级、6 级和 7 级移除，用 −0 级、−1 级和 −2 级替换。表 6.1 列举了 60，90，28.3L/min 时截止直径和相应变化的配置[13,14]。

表 6.1　气流量为 28.3，60，90L/min 时 ACI 各级空气动力学截止粒径

	ACI 各级空气动力学截止粒径		
	28.3L/min	60L/min	90L/min
−2 级	—	—	>9.0μm
−1 级	—	>9.0μm	5.8~9.0μm
−0 级	—	5.8~9.0μm	4.7~5.8μm
0 级	9.0~10μm	—	—
1 级	5.8~9.0μm	4.7~5.8μm	3.3~4.7μm
2 级	4.7~5.8μm	3.3~4.7μm	2.1~3.3μm
3 级	3.3~4.7μm	2.1~3.3μm	1.1~2.1μm
4 级	2.1~3.3μm	1.1~2.1μm	0.7~1.1μm
5 级	1.1~2.1μm	0.7~1.1μm	0.4~0.7μm
6 级	0.7~1.1μm	0.4~0.7μm	—
7 级	0.4~0.7μm	—	—
滤膜	<0.4μm	<0.4μm	<0.4μm

用标准的撞击器检测 MDIs 时不需要修改配置。在检测 DPI 时为了收集非吸入的载体大质量颗粒物，需要在进气口和 0 级间连接一个预分离器。如果漏用预分离器，则会对空气动力学分布检测结果产生严重影响，不受影响的是质量平衡，因为 API 原本应该沉积在预分离器中的颗粒物将会沉积在下一级的撞击器中。对于 DPIs，一些其他因素也必须加以考虑，详见 6.5 节[3]。

6.7.4　新一代撞击器

由于 ACI 的一些性能不能满足要求，为了解决这些问题，工业界开发出了新一代撞击器（NGI），特别用于吸入制剂的气溶胶粒径分布特征检测。

《欧洲药典》[3]中首次使用 NGI 对吸入器进行检测的描述出自第五版（2004

年 9 月 16 日）附录 5.1 中的第 2.9.18 章节。同样《美国药典》[4]（2005 年 1 月 1 日—3 月 31 日）第 28 卷 601 章节也首次对使用 NGI 进行了描述。NGI 是这些药典中最后一个列入也是唯一一个水平使用的撞击器。它最初被开发用来提高药物回收率，但不影响其活性成分（API）粒径分布。

NGI（图 6.6）包括一个盖子、密封主体、喷嘴件、收集杯、收集杯托盘和底部支架。最重要的是，NGI 中有 8 个喷嘴件，分别对应 7 个分级器和 1 个微孔收集器（MOC），最后放置 1 个滤膜。主要附件包括进气管、预分离器、外部末端滤膜和内部末端滤膜[15]。

《美国药典》和《欧洲药典》仅要求对有大颗粒载体的干粉吸入器检测时使用预分离器，其主要功能是根据 ACI 的参数拦截大颗粒物。

NGI 常规组装示意如下：将干净且干燥的收集杯放入杯托盘的槽中，通过手柄拾起托盘。对齐托盘，使杯子位于底部支架的开口上方。将杯托放入位置。连同密封体一起转动盖子，将其放入收集杯顶部位置。放下手柄，可见撞击器的所有部件已组装在一起。仅当有检测程序要求时才使用 NGI 预分离器。如果要使用预分离器，将预分离器的凸锥端插入撞击器的入口。将 NGI 进气管的凸锥端插入 NGI 或预分离器的入口。将与吸入器相匹配的嘴部适配器连接到 NGI 入口；该适配器通常是定制的，以确保吸入器和进气口之间的密封连接。真空泵连接到撞击器的排气口。药物会沉积在喷嘴的上游侧或下游侧。通常，如果发现有沉积物，它们会位于喷嘴的下游或所谓的"后部"。在喷嘴件下游的沉积物应小于喷嘴件下方收集杯中药物质量的 5%。在 NGI 的开发过程中，发现各层次间通道沉积的药物质量不超过各级收集杯中药物质量的 1%。因此，层级间通道不需要经常清洁（每隔 20～50 次测量后清洁一次）。

使用单分散颗粒物在 15，30，60，100L/min 流速下对 NGI 进行校准。在 30～100L/min 范围内，各层级 D_{50} 均遵循撞击器的理论值，并由公式计算出[16,17]。

$$D_{50Q} = D_{50Qn} \left(\frac{Q_n}{Q} \right)^x \qquad （公式 6.9）$$

式中：D_{50Q} 为在检测流速 Q 时截止粒径，D_{50Qn} 是指在 Q_n 为 60L/min 时的理论截止粒径；指数 x 值每级均有变化，具体数值见表 6.2。

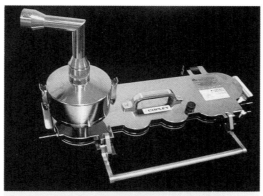

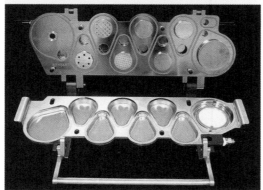

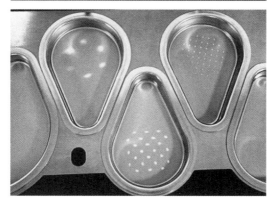

图 6.6　密闭 NGI，带有《美国药典》/《欧洲药典》描述的预分离器和进气口（顶部图）；打开的 NGI 形状（中间图）；可收集粉末制剂的收集板（底部图）

授权自：英国 Copley Scientific Limited

表 6.2 在 30，60，90L/min 流量下各层级截止粒径（撞击器入口气流流速以 NGI 校准记录计算得到）

	x	NGI 各层级空气动力学截止粒径		
		30L/min	60L/min	100L/min
级 1	0.54	>11.72μm	>8.06μm	>6.12μm
级 2	0.52	6.40~11.72μm	4.46~8.06μm	3.42~6.12μm
级 3	0.50	3.99~6.40μm	2.82~4.46μm	2.18~3.42μm
级 4	0.47	2.30~3.99μm	1.66~2.82μm	1.31~2.18μm
级 5	0.53	1.36~2.30μm	0.94~1.66μm	0.72~1.31μm
级 6	0.60	0.83~1.36μm	0.55~0.94μm	0.40~0.72μm
级 7	0.67	0.54~0.83μm	0.34~0.55μm	0.24~0.40μm
MOC	—	<0.54μm	<0.34μm	<0.24μm

6.8 数据分析

《美国药典》第 601 章节[4]罗列出检测分析粒径分布数据的最常用方法，即绘制小于某一空气动力学直径层级的回收药物的累积质量百分比。

一种气溶胶通常包含不同粒径大小的颗粒物。用撞击器检测的空气动力学粒径分布数据来源于各级收集盘的药物活性成分的质量比例。图 6.7 展示了沉积的活性成分在非粒径区分部分（进气口和预分离器）和粒径区分部分的分布。此沉积分布图是药物的典型示例，是比较吸入制剂的实用工具，比如可用于参比制剂和仿药产品的比对[18]。

通过检测沉积在各级中的药物质量，可计算出细颗粒药物剂量（FPD）和微细颗粒药物质量分数（FPF），进而获得药物活性成分的 MMAD 和 GSD。

可以通过绘制撞击器各层级药物质量累积百分比对应截止粒径对数的比例分布图来进行数据分析，获得一条收集效率曲线（图 6.8）。

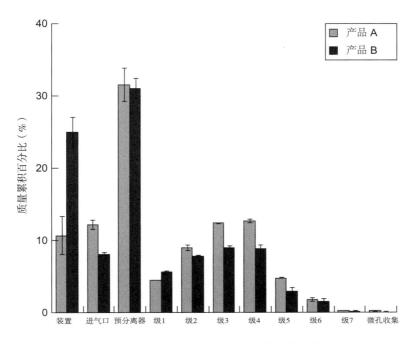

图 6.7 两个不同吸入制剂 NGI 各级收集药物质量百分比

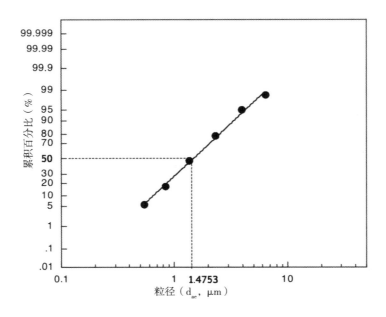

图 6.8 小于规定空气动力学直径的药物质量累积百分比与空气动力学直径（对数）

MMAD 和 GSD 可以用对数概率分布图计算得出。MMAD 是沉积在撞击器中的颗粒物粒径指标，表示有一半质量高于该粒径，另一半质量小于该粒径。

GSD 可以通过如下公式计算得到：

$$GSD = \sqrt{\frac{d_{84.13}}{d_{15.87}}}$$ （公式 6.10）

式中：$d_{84.13}$ 是指质量累积百分比达到 84.13% 时颗粒物的粒径；$d_{15.87}$ 是指质量累积百分比达到 15.87% 时颗粒物的粒径。

FPD 表示颗粒物质量，介于微克至毫克之间；而 FPF 表示沉积在撞击器或吸收瓶中 ≤5μm 的药物颗粒物质量相对于所有收集到的药物质量的百分比。当吸入剂不含辅料时，递送剂量可以通过仅称量制剂剩余量而获得。当药物制剂中含有药物活性成分和辅料时，吸入器检测前和检测后的质量差表示整个制剂的递送量。

除获得空气动力学粒径，还可评估 FPD 和 FPF 回收率。"回收率"是指从撞击器或吸收瓶中被收集的药物质量相对从吸入器中释放的药物气溶胶质量的百分比。《欧洲药典》[3] 确立了回收率的限度，必须介于 75%~125%，才认为是合理的。

6.9 撞击器清洁说明

在各级喷孔上的沉积物会对后续粒径分布检测产生影响。如果不对撞击器进行定期清洁（清洁频率取决于药物制剂），质量平衡和药物粒径分布结果都会受到影响[19]。如果样品回收需要使用盐酸或其他强酸，氢氧化钠或其他强碱，收集完样品后应立即对各部件进行清洗和干燥处理。

6.10 检测的局限

DPI 空气动力学粒径检测时使用固定流速。但是，实际应用中干粉吸入制剂在肺中的分散和沉积是以非恒定的流速吸气的结果。

使用撞击器或吸收瓶进行真实世界检测时需要进行条件探索。相对湿度 >75% 时，颗粒物很容易黏附在收集盘上[20]。截止直径在整个湿度范围内几乎翻倍。检测结果对相对湿度的敏感性与产品相关。这些问题仍需要通过实际操作来探索，有人建议在相对湿度 <70% 条件下检测样品可以解决这个问题。

撞击器技术被认为费时且费力。常规检测中，可使用简单的两级冲击式吸收瓶，易于操作。两级冲击式吸收瓶是第一个被用来进行吸入制剂气溶胶收集和粒径检测的仪器，它提供了可能沉积在肺部的药物剂量比例。能到达两级吸收瓶下部腔体的颗粒物被认为是可吸入颗粒物，空气动力学直径 <6.4μm。为了收集颗粒物，两级冲击式吸收瓶的两个腔体内均需要有机溶剂。它与串联多级撞击器相比的价值已经争论了多年。与 MSLI 技术不同，一个两级冲击式吸收瓶并不能提供吸入制剂气溶胶的全粒径分布，但在药物早期开发过程中还是非常实用的。

6.11　展望

难溶于水的纳米颗粒物具有较高的溶出率。<150nm 的超细纳米颗粒物具有肺部清除延迟性，增加了与特定蛋白的交互作用，强化了从上皮细胞到循环系统和靶器官的转运。以现有药典中的撞击器或吸收瓶，能否精确地评价药物气溶胶中功能性的纳米颗粒的空气动力学特征？<0.5μm 的颗粒物可能被呼出，这种情况能够在当前空气动力学评价模式中反映出来吗？

在 DPI 吸入制剂中，有少量粒径 <10μm 的微细乳糖颗粒被作为载体用以促进干粉制剂剂的解聚。但是气溶胶的性能并不取决于载体的固有粒径。相反，黏附在较大的载体颗粒上的微细乳糖颗粒会降低药物颗粒间接触，因此促进药物颗粒分散和沉积。那么，是否需要对药物载体的空气动力学粒径进行测定？尤其是，是否需要对于 <10μm 的微细乳糖载体颗粒的质量百分比进行研究？

6.11.1　电子低压撞击采样器

撞击器设计

电子低压撞击采样器（ELPI）包括 13 级伯纳型多喷嘴低电压撞击器和二极管电晕充电器，电晕充电器位于撞击器顶端的上方[21]（图 6.9）。它可以利用串联多级撞击器 ACI 或 NGI 的撞击原理，按空气动力学粒径对颗粒物进行区分。但是，传统撞击采样器粒径大小一般为 0.3~10μm[22]，而 ELPI 由于其各级气压低于大气压[22]，检测粒径下限可以扩展到约 30nm（图 6.9）。

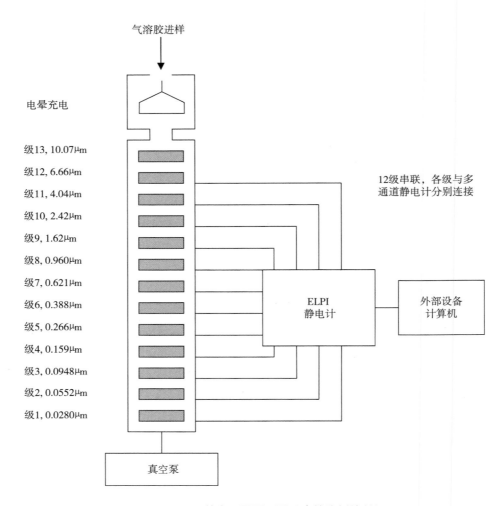

图 6.9　ELPI 基本配置原理图（未按比例绘制）

ELPI 的初始用法

通过电子检测，ELPI 可以实现近乎实时的粒径分布检测[21,22]。在初始操作模式中，电晕充电器可充到 +5kV[3]，产生的高电场使被真空泵吸入到撞击器中的颗粒物依据颗粒大小分别荷载不同电荷。第 1 级的喷射孔在控制流量中起关键作用[22]，其流速通常设置为 30L/min。各级撞击板间互相绝缘，后面 12 级分别与各自静电计相连，静电计灵敏度为 10^{-15}A。不同大小的带电颗粒物依次沉积在各级撞击板上，用静电计检测各级颗粒物所带电量大小。利用电晕充电器的充电效能测量电流的大小，进而获得颗粒物粒径分布特征[21]。计算机数据收集软件采用特殊算法校准由于空间电荷力引起的细颗粒物损失。更多相关理论和 ELPI

的电子学知识参考 Keskinen 等学者的文献[21]。

ELPI 以电晕充电和电导数的方法区分颗粒粒径大小是一个间接方法，但胜在快速方便，因为无须进行称重或化学分析[24]。有需求的情况下，这些额外的检测可能仍然会进行。ELPI 在测量及实时监测工业和环境气溶胶方面应用最为广泛，包括柴油发动机排放的颗粒物[25-30]，汽车尾气[31]，香料燃烧[32]，氡衰变产物吸附烟雾颗粒[33]及空气中一般的悬浮颗粒物等[34-36]。ELPI 也应用到了 MDIs[37]和 DPIs[38]产生的气溶胶粒径分析上，但总体来讲在医药行业应用相对较少。

ELPI 的改进用法

所有上述研究中，气溶胶样本均使用电晕充电方式使颗粒物带电。首要关注点是从电信号获取粒径分布信息。但是，颗粒物上原有电荷在没有电晕充电的情况下也可以被 ELPI 检测到。气溶胶分散过程中，固体颗粒物之间接触时，药物颗粒物与吸入器组件接触时，均可以使颗粒物带电荷[39]。另一方面，药物雾化时液体表面的双电层被破环，也会产生自发带电液滴[39]。

尽管 ELPI 不是药典要求使用的撞击器，但用 ELPI 来进行吸入制剂颗粒物粒径和电荷测量，近来已广为流行。在安装电晕充电器但未开启情况下，Palonen 和 Murtomaa 检测到了 DPI 气溶胶的电荷[40]，但没有检测到药物颗粒质量。在安装了电晕充电器但未运行状态下与电晕充电器卸载状态下，Glover 和 Chan 发现 MDI 气溶胶电荷测量结果无显著性差异[41]。因此充电器不是必要的，从而可以被移除，以消除意外接触充电、颗粒物沉积至表面及充电器故障等充电和质量检测中可能的误差[41]。《美国药典》中描述的模拟喉部的进气管也可连接到 ELPI 入口端 。

各层级颗粒物的净电荷可通过各层级的静电计读取。沉积在各级上的药物也可以通过 HPLC 化学方法获得药物质量粒径分布[41]。可以将电荷和质量数据结合起来，建立不同粒径分布的荷质比或特定电荷。改良 ELPI 的优势在于对颗粒大小和电荷区分的高分辨率。不同大小颗粒的质量和净电荷的数据波动不会带来干扰。对于了解气溶胶静电荷特性的细节，这一点非常必要。

改进型 ELPI 已经被用来测量喷雾剂、MDIs 和 DPIs 的气溶胶电荷。侧流型射流雾化器产生的雾化水滴带正电荷[42]。市售 MDI 吸入制剂的气溶胶可能是双极或单极充电，取决于制剂成分（药物、抛射剂和赋型剂）和阀门材质[43,44]。

带电量也随粒径大小不同而变化。已经有研究使用改进型 ELPI 检测了定制的简单 HFA 制剂的基本静电特性[45,46]。MDIs 和 DPI 气溶胶的带电量也受制剂和吸入器材质影响[47,48]。此外，存储条件和环境相对湿度对颗粒电荷也有一定影响[48,49]。然而，ELPI 仅在 30L/min 固定流速下进样，会因流速太低以至于不能很好地分散 DPIs 气溶胶。为了达到分散流速 60L/min，装置中应用到一种 Y 型管和其他配件，见图 6.10[48]。Telko 等[47]使用了一种相似装置，但分别使用了一种定制的聚乙烯分流器、一个 ACI 以分别替代 Y 型管和单位剂量采样器。

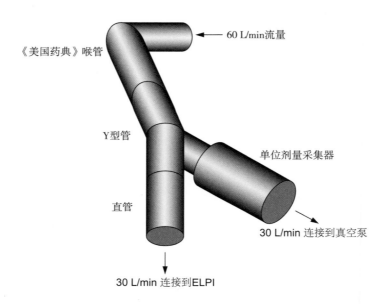

图 6.10　适用于 60L/min 流量下进行 DPI 分散性研究的改进型 ELPI 装置三维立体图（图未按比例绘制）

（郑劲林　译）

参考文献

［1］　Mitchell J，Newman S，Chan H－K. In vitro and in vivo aspects of cascade impactor tests and inhaler performance：a review. AAPS PharmSciTech 2007；8（4）：237－248.

［2］　Menzies D，Nair A，Fardon T，Barnes M，Burns P，Lipworth B. An in vivo and in vitro comparison of inhaled steroid delivery via a novel vortex actuator and a conventional valved holding chamber. Annals of Allergy，Asthma and Immunology 2007；98（5）：471－

479.

[3]　European Pharmacopoeia7. 1. Section 2. 9. 18. Preparations for inhalation：aerodynamic assessment of fine particles. Strasbourg, France：Council of Europe；2011. pp. 274 - 284.

[4]　The United States Pharmacopeia, (USP). Aerosols, Nasal Sprays, Metered Dose Inhalers, and Dry Powder Inhalers <601>. Rockville, MD, USA：The United States Pharmacopeial Convention；2010.

[5]　Guo C, Gillespie S, Kauffman J, Doub W. Comparison of delivery characteristics from a combination metered - dose inhaler using the Andersen cascade impactor and the next generation pharmaceutical impactor. Journal of Pharmaceutical Sciences 2007；97 (8)：3321 - 3334.

[6]　Roberts DL, Romay FJ. Relationship of stage mensuration data to the performance of new and used cascade impactors. Journal of Aerosol Medicine and Pulmonary Drug Delivery 2005；18 (4)：396 - 413.

[7]　Zhou Y, Brasel TL, Kracko D, Cheng YS, Ahuja A, Norenberg JP, et al. Influence of impactor operating flow rate on particle size distribution of four jet nebulizers. Pharmaceutical Development and Technology 2007；12 (4)：353 - 359.

[8]　Stein SW. Aiming for a moving target：challenges with impactor measurements of MDI aerosols. International Journal of Pharmaceutics 2008；355 (1 - 2)：53 - 61.

[9]　Kamiya A, Sakagami M, Hindle M, Byron PR. Aerodynamic sizing of metered dose inhalers：an evaluation of the Andersen and next generation pharmaceutical impactors and their USP methods. Journal of Pharmaceutical Sciences 2004；93 (7)：1828 - 1837.

[10]　Christopher D, Curry P, Doub B, Furnkranz K, Lavery M, Lin K, et al. Considerations for the development and practice of cascade impaction testing, including a mass balance failure investigation tree. Journal of Aerosol Medicine and Pulmonary Drug Delivery 2003；16 (3)：235 - 247.

[11]　Berg E, Lamb P, Ali A, Dennis J, Tservistas M, Mitchell J. Assessment of the need to coat particle collection cups of the NGI to mitigate droplet bounce when evaluating nebuliser - produced droplets. Pharmeuropa Scientific Notes 2008；2008 (1)：2 - 5.

[12]　Rissler J, Asking L, Dreyer J. A methodology to study impactor particle reentrainment and a proposed stage coating for the NGI. Journal of Aerosol Medicine and Pulmonary Drug Delivery 2009；22 (4)：309 - 316.

[13]　Kamiya A, Sakagami M, Byron P. Cascade impactor practice for a high dose dry powder inhaler at 90 L/min：NGI versus modified 6 - stage and 8 - stage ACI. Journal of Pharmaceutical Sciences 2009；98 (3)：1028 - 1039.

[14]　Mitchell JP, Nagel MW, Wiersema KJ, Doyle CC. Aerodynamic particle size analysis of aerosols from pressurized metered - dose inhalers：comparison of Andersen 8 - stage cascade impactor, next generation pharmaceutical impactor, and model 3321 aerodynamic particle sizer aerosol spectrometer. AAPS PharmSciTech 2003；4 (4)：E54.

[15]　Marple VA, Roberts DL, Romay FJ, Miller NC, Truman KG, Van Oort M, et al. Next generation pharmaceutical impactor (a new impactor for pharmaceutical inhaler testing). Part I：design. Journal of Aerosol Medicine and Pulmonary Drug Delivery 2003；16 (3)：283 - 299.

[16]　Marple VA, Olson BA, Santhanakrishnan K, Mitchell JP, Murray SC, Hudson - Curtis BL. Next generation pharmaceutical impactor (a new impactor for pharmaceutical inhaler

testing）. Part II: archival calibration. Journal of Aerosol Medicine and Pulmonary Drug Delivery 2003; 16 (3): 301 - 324.

[17] Marple VA, Olson BA, Santhanakrishnan K, Roberts DL, Mitchell JP, Hudson - Curtis BL. Next generation pharmaceutical impactor: a new impactor for pharmaceutical inhaler testing. Part III: extension of archival calibration to 15 L/min. Journal of Aerosol Medicine and Pulmonary Drug Delivery 2005; 17 (4): 335 - 343.

[18] Thiel CG. Cascade impactor data and the lognormal distribution: nonlinear regression for a better fit. Journal of Aerosol Medicine and Pulmonary Drug Delivery 2003; 15 (4): 369 - 378.

[19] Svensson M, Pettersson G, Asking L. Mensuration and cleaning of the jets in Andersen cascade impactors. Pharmaceutical Research 2005; 22 (1): 161 - 165.

[20] Mitchell JP, Nagel MW. Cascade impactors for the size characterization of aerosols from medical inhalers: their uses and limitations. Journal of Aerosol Medicine and Pulmonary Drug Delivery 2004; 16 (4): 341 - 377.

[21] Keskinen J, Pietarinen K, Lehtimäki M. Electrical low pressure impactor. Journal of Aerosol Science 1992; 23 (4): 353 - 360.

[22] Marjamäki M, Keskinen J, Chen D - R, Pui DYH. Performance evaluation of the electrical low - pressure impactor (ELPI). Journal of Aerosol Science 2000; 31 (2): 249 - 261.

[23] Anonymous. ELPI User Manual Version 3. 13. Tampere, Finland: Dekati Ltd; 2001.

[24] Bfaltensperger U, Weingartner E, Burtscher H, Keskinen J. Dynamic mass and surface area measurements. In Baron PA, Willeke K, editors. Aerosol Measurement: Principles, Techniques, and Applications. New York, NY: John Wiley & Sons, Ltd; 2001. pp. 387 - 418.

[25] Van Guljik C, Schouten JM, Marijnissen JCM, Makkee M, Moulijn JA. Restriction for the ELPI in diesel particulate measurements. Journal of Aerosol Science 2001; 32: 1117 - 1130.

[26] Van Guljik C, Marijnissen JCM, Makkee M, Moulijn JA. Oil - soaked sintered impactors for the ELPI in diesel particulate measurements. Journal of Aerosol Science 2003; 34: 635 - 640.

[27] Tsukamoto Y, Goto Y, Odaka M. Continuous measurement of diesel particulate emissions by an electrical low - pressure impactor. SAE Technical Paper Series 2000 - 01 - 1138 2000: 143 - 148.

[28] Ahlvik P, Ntziachristos L, Keskinen J, Virtanen A. Real time measurements of diesel particle size distribution with an electrical low pressure impactor. Society of Automotive Engineers Special Publication, SP - 1335 (General Emissions) 1998: 215 - 234.

[29] Shi JP, Mark D, Harrison RM. Characterization of particles from a current technology heavy - duty diesel engine. Environmental Science & Technology 2000; 34: 748 - 755.

[30] Yokoi T, Sinzawa M, Matsumoto Y. Measurement repeatability improvement for particle number size distributions from diesel engines. JSAE Review 2001; 22 (4): 545 - 551.

[31] Maricq MM, Podsiadlik DH, Chase RE. Gasoline vehicle particle size distributions: comparison of steady state, FTP, and US06 measurements. Environmental Science & Technology 1999; 33 (12): 2007 - 2015.

[32] Jetter JJ, Guo Z, McBrian JA, Flynn MR. Characterization of emissions from burning incense. The Science of the Total Environment 2002; 295: 51 - 67.

［33］　Yamada Y, Tokonami S, Yamasaki K. Applicability of the electrical low pressure impactor to size determination of aerosols attached to radon decay products. Review of Scientific Instruments 2005; 76: 065102.

［34］　Shi JP, Khan AA, Harrison RM. Measurements of ultrafine particle concentration and size distribution in the urban atmosphere. The Science of the Total Environment 1999; 235: 51 - 64.

［35］　Temesi D, Molnár A, Mészáros E, Feczkó T, Gelencsér A, Kiss G, et al. Size resolved chemical mass balance of aerosol particles over rural Hungary. Atmospheric Environment 2001; 35: 4347 - 4355.

［36］　Molnár A, Mészáros E. On the relation between the size and chemical composition of aerosol particles and their optical properties. Atmospheric Environment 2001; 35: 5053 - 5058.

［37］　Crampton M, Kinnersley R, Ayres J. Sub - micrometer particle production by pressurized metered dose inhalers. Journal of Aerosol Medicine 2004; 17 (1): 33 - 42.

［38］　Mikkanen P, Moisio M, Ristamäki J, Rönkkö T, Keskinen J, Korpiharju T. Measuring DPI charge properties using ELPI™. In Dalby RN, Byron PR, Peart J, Suman JD, Farr SJ, editors. Respiratory Drug Delivery IX. River Grove, IL: Davis Healthcare International; 2004. pp. 465 - 468.

［39］　Kwok PCL, Chan H - K. Electrostatic charge in pharmaceutical systems. In Swarbrick J, editor. Encyclopedia of Pharmaceutical Technology. New York, NY: Marcel Dekker; 2006. pp. 1535 - 1547.

［40］　Palonen M, Murtomaa M. Measurement of electrostatic charge of a pharmaceutical aerosol by ELPI, IFC, and FS. Poster presented at the International Society for Aerosols in Medicine 14th International Congress, Baltimore, MD. June 14 - 18, 2003.

［41］　Glover W, Chan H - K. Electrostatic charge characterization of pharmaceutical aerosols using electrical low - pressure impaction (ELPI). Journal of Aerosol Science 2004; 35 (6): 755 - 764.

［42］　Kwok PCL, Chan H - K. Measurement of electrostatic charge ofnebulised aqueous droplets with the electrical low pressure impactor. In Dalby RN, Byron PR, Peart J, Suman JD, Farr SJ, editors. Respiratory Drug Delivery IX. River Grove, IL: Davis Healthcare International; 2004. pp. 833 - 836.

［43］　Kwok PCL, Glover W, Chan H - K. Electrostatic charge characteristics of aerosols produced from metered dose inhalers. Journal of Pharmaceutical Sciences 2005; 94 (12): 2789 - 2799.

［44］　Kwok PCL, Collins R, Chan H - K. Effect of spacers on the electrostatic charge properties of metered dose inhaler aerosols. Journal of Aerosol Science 2006; 37 (12): 1671 - 1682.

［45］　Kotian R, Peart J. Influence of formulation components on inherent electrostatic properties of HFA propelled solution pMDIs. In Dalby RN, Byron PR, Peart J, Suman JD, Farr SJ, editors. Respiratory Drug Delivery X. River Grove, IL: Davis Healthcare International; 2006. pp. 947 - 950.

［46］　Kwok PCL, Noakes T, Chan H - K. Effect of moisture on the electrostatic charge properties of metered dose inhaler aerosols. Journal of Aerosol Science 2008; 39 (3): 211 - 226.

［47］　Telko MJ, Kujanpää J, Hickey AJ. Investigation of triboelectric charging in dry powder inhalers using electrical low pressure impactor（ELPITM）. International Journal of Pharmaceutics 2007；336（2）：352 - 360.

[48] Kwok PCL，Chan H - K. Effect of relative humidity on the electrostatic charge properties of dry powder inhaler aerosols. Pharmaceutical Research 2008；25（2）：277 - 288.

[49] Young PM，Sung A，Traini D，Kwok P，Chiou H，Chan H - K. Influence of humidity on the electrostatic charge and aerosol performance of dry powder inhaler carrier based systems. Pharmaceutical Research 2007；24（5）：963 - 970.

第 7 章

吸入用蛋白、 多肽和控释剂的开发

Philip Chi Lip Kwok[1], Rania Osama Salama [2,3], and Hak – Kim Chan [2]

[1] *Department of Pharmacology and Pharmacy, LKS Faculty of Medicine, The University of Hong Kong, Hong Kong, China*
[2] *Advanced Drug Delivery Group, Faculty of Pharmacy, The University of Sydney, Sydney, Australia*
[3] *Faculty of Pharmacy, Alexandria University, Egypt*

7.1 蛋白和多肽吸入制剂

蛋白质是由氨基酸通过肽键共价结合而组成的聚合物。多肽是由十几种氨基酸组成的小蛋白质[1]。较大蛋白质的分子量可以从数千到数百万原子质量，取决于肽链中的氨基酸数量[2]。由于蛋白质的分子量比较大，通过胃肠道上皮屏障的吸收是缓慢的[3]。此外，蛋白质容易被消化酶迅速降解，因此口服生物利用度通常较差。蛋白药物最常用的给药途径是胃肠外给药，包括静脉、皮下和肌内注射。然而，因为肺的表面积巨大并有广泛的血管网利于吸收，经肺给药也已经被用于蛋白质递送[4]。从临床实际应用来看，吸入递送是非侵入性的给药方式，并且比注射更方便。这对于需要长期应用的蛋白质药物尤其有利，如用于糖尿病的全身性治疗的胰岛素，或用于囊性纤维化局部治疗的重组人脱氧核糖核酸酶（rhDNase）（也称阿法链道酶）。

许多蛋白质和肽类药物已经被开发成吸入制剂用于局部和全身性疾病的治疗（表 7.1）。这些药物制剂处于从临床 I 期研究到批准上市的不同开发阶段。例如，Exuber 是一种市售的胰岛素干粉吸入剂（DPI），但由于销售业绩不佳而于

2007 年 10 月撤市[5]。

表 7. 1   蛋白质和肽的气溶胶药物案例

局部疾病	化合物
α‐1 抗胰蛋白酶缺乏	α‐1 蛋白酶抑制剂
哮喘	抗 IgE Mab
	白细胞介素‐1R
	白细胞介素‐4
	乳铁蛋白
抗结核疫苗	胞壁酰二肽
癌症/肺孢子虫	干扰素 γ
	白细胞介素‐2
慢性支气管炎	尿苷三磷酸衍生物
囊性纤维化	rhDNase（已批准）
	针对囊性纤维化的靶向遗传学腺相关病毒
肺气肿/囊性纤维化	α‐1 抗胰蛋白酶
	分泌性白细胞介素酶抑制剂
肺移植	环孢菌素 A
氧化应激	过氧化氢酶
呼吸窘迫症	表面活性蛋白（已批准）
系统性疾病	**化合物**
贫血	红细胞生成素
抗凝	肝素
癌症	白细胞介素
	促黄体激素释放激素
尿崩症	1‐脱氨基半胱氨酸‐8‐d‐精氨酸加压素
糖尿病	胰岛素（批准，但后来停用）
子宫内膜异位症	醋酸亮丙瑞林
生长激素缺乏	人类生长激素

续表

系统性疾病	化合物
多发硬化症	干扰素 β
中性粒细胞减少	重组人集落细胞刺激因子（rhG – CSF）
骨质疏松症	降血钙素
	甲状旁腺素
病毒感染	干扰素 α
	利巴韦林

转自：Cryan SA. Carrier – based strategies for targeting protein and peptide drugs to the lungs. The AAPS Journal 2005；7（1）：E20 – E41. 7. Garcia – Contreras L, Smyth HDC. Liquid – spray or dry – powder systems for inhaled delivery of peptide and proteins? American Journal of Drug Delivery 2005；3（1）：29 – 45

7. 1. 1　蛋白的稳定性

蛋白质的生物活性在很大程度上取决于它们的分子结构，主要包括几级空间结构[1]。一级结构是氨基酸序列，决定了最终通过非共价相互作用所形成的高级结构。二级结构是通过 C＝O 和 N—H 基团之间的氢键所形成的多肽链主链的周期性空间排列。α – 螺旋和 β – 螺旋是蛋白质中典型的二级结构。三级结构是整个分子的三维构象，包括所有氨基酸侧链的位置。一些蛋白质是由通过分子间非共价相互作用组合在一起的多个肽链组成。亚基的相对排列构成了蛋白质的四级结构。任何水平的蛋白质结构的改变都可能导致蛋白质生物活性的改变或丧失。

蛋白质降解本质上是化学或物理的变化。化学降解涉及多肽链中共价键的变化，主要通过水解，异构化，脱酰胺，氧化和形成二硫键[8]。通常在极端酸性或碱性条件下，水解使肽键断裂。然而，即使在中性条件下，天冬酰胺 – 脯氨酸和天冬酰胺 – 甘氨酸键也是相对不稳定的[3]。除甘氨酸外，所有天然存在的氨基酸都是手性的，属于 L – 型。在某些情况下，它们可以异构化为 D – 型[8]。脱酰胺是将天冬酰胺和谷氨酰胺侧链中的酰胺基团转化为羧酸，分别形成天冬氨酸和谷氨酸[8]。半胱氨酸、蛋氨酸、酪氨酸、色氨酸和组氨酸的侧链易于氧化[8]。半胱氨酸和甲硫氨酸的含硫侧链也可以形成分子内或分子间共价二硫键[8]。所有化学降解都会破坏蛋白质的一级结构 。

物理降解是指蛋白质分子内或分子间的非共价作用的改变。它可以独立于化学降解而发生，并导致高级结构（二级和二级以上）的改变。物理降解的常见原因包括变性、凝聚、沉淀和吸附[8]。蛋白质变性是指分子从其自然构象展开。它可以是可逆的或不可逆的。变性蛋白质也可能与其他蛋白质结合形成分子凝聚体[8]。沉淀基本上是在宏观上的蛋白质分子凝聚，是可溶的蛋白质由于溶解度降低而从溶液中析出[8]。蛋白质分子具有表面活性，可能会吸附在各种界面上[8]。

由于其结构复杂，蛋白质比小分子药物脆弱得多。化学和物理降解的风险取决于许多物理与化学因素，如温度、pH、储存湿度、处方组成、递送装置和生产过程等。必须对这些因素进行充分研究和控制，以保持蛋白质产品的稳定性和有效性。

7.1.2 喷雾剂和 AERx 肺部递送系统

蛋白质雾化制剂主要是水溶液，相对容易开发。影响其稳定性的因素与一般蛋白质液体制剂的影响因素相似，如离子强度、pH 值，以及溶液中辅料成分的类型和浓度[9]。然而，有一些潜在的问题是雾化剂型特有的。雾化空气压力，剪切力，再循环和射流雾化器中溶液体积的逐渐减少都可能导致蛋白质的降解[10]。制剂处方中没有合适的蛋白质稳定剂也可能会导致蛋白质分子吸附到雾化器塑料表面[10]。雾化乳酸脱氢酶的实验发现，酶的降解速率随着气压增大和雾化时间的延长而增加，随雾化起始溶液体积的减少而增加[11]。随着雾化时间的延长，rhG – CSF 的聚集和降解速率也增加。然而，通过在制剂中添加聚乙二醇 1000（PEG1000），这些不良反应显著降低[11]。这种保护机制归因于 PEG 的弱表面活性。PEG 聚合物可与蛋白质分子竞争占据雾化过程中产生的新液体表面，从而保护蛋白质免于降解[11]。在另一项研究中发现，通过向重构溶媒中添加各种表面活性剂、冷冻保护剂和缓冲盐，改善了 aviscumine（一种二聚体蛋白）雾化的稳定性[12 – 14]。

超声雾化器中产生的高能量振动和热量可能使蛋白质变性，在 rhDNase 超声雾化中也观察到了这一现象[15,16]。因此，只有射流雾化器才能用于市售的阿法链道酶产品 Pulmozyme[17]。Pulmozyme 的处方非常简单，只含有氯化钠、二水合氯化钙和注射用水作为辅料[17,18]。这说明并非所有蛋白质雾化制剂都需要复杂的添加剂来使蛋白质稳定。应根据目标蛋白质的性质来考虑其雾化稳定性，并在适当情况使用合适的辅料。

由美国加利福尼亚州 Aradigm 公司设计的 AERx 肺部递送系统是用机械力使单位剂量的药液通过微米尺寸的微孔来产生气溶胶[19]。该装置已用于递送许多蛋白质，包括 rhDNase[20]、胰岛素[21,22]和白细胞介素 – 4 受体[23]。

7.1.3　定量吸入剂

定量吸入器（MDI）中液体抛射剂极性小于水，蛋白质药物处方的主要问题是处在液体抛射剂中的生物大分子的构象稳定性。傅里叶变换拉曼光谱已被用于研究悬浮在 HFA 134a 和 HFA 227 中的鸡蛋溶菌酶的二级结构[24]，得到了关于肽骨架的构象，C – C 拉伸和二硫键等数据。该技术可以在钳口广口瓶中进行处方分析，简单且无破坏性[24]。

多种蛋白质已被开发成 MDI 混悬制剂[25,26]。可溶于抛射剂的表面活性剂可提高颗粒的悬浮性，包括 Triton X – 100，Triton X – 405，Laureth 9，苄泽 30，苄泽 97，苄泽 98，吐温 80，乙基苯基聚乙二醇 – 40（Nonidet – 40）和用于 HFA 134a 的二乙二醇单乙醚[25,26]。首先将蛋白质和表面活性剂的水溶液冷冻干燥，得到所需的颗粒，然后将其单独混悬在 HFA 134a 中或混悬在抛射剂和二甲醚[25]或乙醇[26]的混合物中。混合抛射剂改进了单一抛射剂的气溶胶性能。Kos Pharmaceuticals（美国佛罗里达州）开发了一种 HFA 134a 胰岛素 MDI 混悬制剂[27,28]。已证明在 2 型糖尿病患者中该制剂的血糖控制水平和皮下注射胰岛素相当[27]。

与 MDI 混悬液相比，由于抛射剂的非极性性质，开发蛋白质溶液更加困难。然而，含有醋酸亮丙瑞林的稳定 HFA 134a 溶液制剂已开发成功，制剂中含水和未公开的助溶剂[29]。

7.1.4　干粉吸入剂

开发用于肺部递送的蛋白质干粉制剂非常具有挑战性，这不仅是因为粉末的流动性和分散性要求，还因为蛋白质的稳定性。为了满足后一项要求，通常将蛋白质制成无定形玻璃态。然而，这些玻璃态蛋白的物理性质是不稳定的，倾向于形成颗粒间化学键而结晶并丧失粉末分散性。此外，稳定性要求限制了可用于蛋白质干粉生产的制造工艺。

在干粉生产过程中，从蛋白质中去除水分可导致显著的分子构象破坏，这可导致进一步的化学降解，包括在储存期间的凝聚，脱酰胺和氧化作用。无定形玻璃态辅料，主要是糖类，已被广泛用于稳定吸入用蛋白质制剂，如乳糖用于重组DNA酶[30,31]；海藻糖、乳糖和甘露醇用于重组人源化抗IgE单克隆抗体（rhuM-AbE25）[32]；甘露醇和棉子糖用于胰岛素[33]。其他合适的辅料包括聚合物（如聚乙烯吡咯烷酮）、蛋白质（如人血清白蛋白）、多肽（如阿斯巴甜）、氨基酸（如甘氨酸）和有机盐（如柠檬酸盐）。虽然乳糖被广泛用于小分子药物的吸入产品，但它可能与蛋白质相容性不好。作为还原糖，乳糖可以与赖氨酸反应，并且在rhDNase和rhuMAbE25中确实发现了蛋白质糖化修饰[32,34]。辅料稳定蛋白质的确切机制尚不清楚。推测作用因素可能包括：（1）形成蛋白质–辅料体系的玻璃态；（2）蛋白质和辅料分子之间的氢键；（3）辅料的结晶度；（4）残余水含量。蛋白质分子在玻璃态下的扩散速率和迁移率远低于橡胶态。因此，任何导致化学不稳定的物理化学反应都会减少[35]。已知结晶辅料如甘露醇会降低蛋白质的稳定性[36]。然而，如在甘氨酸存在的情况下[37]，甘露醇就可以以无定形形式使用。傅里叶变换红外光谱提供了有关蛋白质二级结构的信息，并为氢键提高蛋白稳定性提供了证据[38]。水通过增强分子运动性加剧了蛋白质的不稳定性[39]，如核磁共振（NMR）光谱所示[40]辅料的结晶或无定形状态是至关重要的，因为它控制着干粉中水分在蛋白质和辅料之间的分布[41]。

虽然玻璃态对于蛋白质化学稳定性是理想的，但直接的缺点是物理性质不稳定。亲水性无定形物质的微细颗粒对水分的吸收可以非常快，因为它们具有较大的比表面积和高能态。例如，以喷雾干燥工艺生产的含乳糖颗粒的重组人DNA酶制剂会吸收水分，进而诱导结晶，对粉末分散性产生不利影响[30,31]。在结晶过程中，水作为增塑剂起作用可降低玻璃化转变温度（T_g）（含糖配方中每1%水减少约10℃），如果玻璃态转化温度T_g接近储存温度，则会增强成核所需的分子流动性[42]。为了保持粉末干燥而保持较高的T_g，使用高T_g的辅料，或将粉末在低温下存储都是非常重要的。有学者提出将较脆弱的玻璃态产品储存在低于T_g的50℃以下，以使结晶程度最小化[43]。将玻璃态转化温度T_g在70℃以上的无定形物质于室温存储是可以的。应该注意的是，水分对粉末分散性的影响可以是瞬时的[44]。通过使用疏水性辅料，如L–异亮氨酸，可以降低吸湿效应[45]。

无定形物质通常具有黏性，因为它们具有更高的表面能并且比结晶形式更具吸湿性。因此，干粉的分散性高度依赖于固体状态。如上所述，大多数蛋白质药物制剂中含辅料，以提高化学稳定性。然而，蛋白质和辅料在颗粒中的分布可能不均匀。当蛋白质－辅料液滴经干燥形成颗粒时，外表面倾向于富含表面活性的蛋白质或大分子，而小分子辅料迅速扩散到颗粒核心部位。在特殊情况下，小的辅料分子可以在颗粒表面结晶[46]。已经采用多种制剂方法来改善蛋白质干粉的分散性。可以控制粒径分布以降低内聚力[46]。蛋白质可与合适的辅料共同喷雾干燥，以改变表面能和形态，如 rhDNase 与氯化钠[46]。蛋白质药物与惰性载体颗粒（如乳糖）的混合可以改善分散性[46]。大的（平均直径 > 5 μm）和小的（3 ~ 5 μm；PulmoSphere）含有蛋白质的多孔颗粒由于内聚力低和空气动力学直径小而具有优异的气溶胶性能[47-49]。表面折皱还可通过减少颗粒间接触面积来降低黏附力。据报道，具折皱的无孔固体牛血清白蛋白颗粒的分散性明显优于无折皱的牛血清白蛋白球状颗粒[50-52]。

可吸入蛋白质干粉可以通过多种方法生产，包括喷雾干燥[49,53-55]，喷雾冷冻干燥[48]，冷冻干燥，冻干然后研磨[56]，溶剂超临界流体沉淀[57-60]。常规抗溶剂的沉淀工艺可以使用高重力控制沉淀法[61-63]或受限的冲击射流混合法[64,65]进行。有关这些工艺的详细信息已在第 4 章中阐述。这些技术中的一些问题是与蛋白质处方特别相关的，需要特别注意。喷雾干燥使蛋白质暴露于机械剪切和气液界面变性风险中。用于干燥的热空气也会使蛋白质经受热应力和变性风险。喷雾干燥的重组人生长激素通过加入锌离子（Zn^{2+}）和表面活性剂聚山梨 20 抑制凝聚[53,54]。与喷雾干燥相比，喷雾冷冻干燥可产生具有优异分散性的多孔和轻质颗粒，产率几乎为 100%。但是，这个过程更耗时且昂贵。对冻干蛋白质进行气体喷射研磨会导致污染和失活。因此，需要使用高纯度氮和研磨稳定剂如人血清白蛋白和山梨糖醇来保持蛋白质的稳定[56]。超临界二氧化碳是一种良好的沉淀溶剂，因为它无毒、经济，并且操作时的临界温度低至 31.1℃。然而，由于它的非极性，不易与水混溶，需要采用特殊喷嘴来增强与蛋白质水溶液的混合[59,60]。或者，用乙醇改性的超临界二氧化碳也可用作抗溶剂[57,58]。因为二氧化碳是酸性的，所以应控制混合物的 pH 值以避免蛋白质降解。辅料如 PEG 和自组装的有机小分子可以用来与蛋白质结合形成沉淀微粒[66-68]。

7.2　吸入控释剂

目前吸入疗法的两个明显缺点是作用持续时间短和需要每天至少 3 ~ 4 次吸

入药物[69]。尽管用于治疗呼吸道疾病的吸入制剂的数量越来越多，但是今为止还没有吸入用控释制剂。通过将药物递送到呼吸道上部来最大化肺组织中的浓度/剂量比，可潜在地减少全身暴露[70]。此外，通过向下呼吸道递送吸入剂量，可实现药物的全身吸收[71]。

人们已经研究了许多药物分子开发为肺部局部控释制剂的潜力，包括抗菌药[72,73]、抗病毒药[74,75]、抗真菌药[76-78]、细胞毒类药物[73]和免疫抑制剂[79]。此外，通过延长 β_2 受体激动剂的存留（因为哮喘受昼夜节律影响），有可能会使睡眠期间哮喘恶化的发生率减少[80]。如胰岛素、重组人脱氧核糖核苷酸（rhD-Nase）、$\alpha-1$ 抗胰蛋白酶、DNA 疫苗、干扰素、降钙素、人生长激素、甲状旁腺激素、疫苗、基因治疗和亮丙瑞林等全身用药药物，均具有开发为吸入控制释放制剂的潜力[81-84]。另一个例子是吗啡，一种止痛小分子药，如果开发成控释吸入制剂，对癌症患者或缓解术后疼痛将有非常明显的优势[85]。

7.2.1 控释吸入疗法面临的挑战

控释制剂面临着复杂的挑战，这增加了对吸入疗法的处方开发要求。不仅药物颗粒应该是可吸入的（空气动力学直径 <5μm），而且需要加入控释辅料控制递送后药物的释放。这两个步骤都极具挑战性：微米级颗粒的生产难度很高，因为随着粒径的减小，表面积与质量比将显著增加[86-88]。并且，随着表面积的增加，制成控释剂并加入有效释放物质变得更加困难。

另一个障碍是肺的生理及其对滞留颗粒的影响。如果制剂的空气动力学粒径在 2.5～6.0 μm 范围内（对于局部治疗），沉积的颗粒将主要经黏膜纤毛摆动朝向咽部迁移并最终在 24 小时内沉积在胃肠道[89]。此外，其中的一些颗粒中可能会被该区域的上皮细胞吸收并进入到血液或淋巴系统中[90]。

沉积在肺泡囊中的不溶性粒子，主要通过肺泡巨噬细胞进行清除。每个肺泡中有 5～7 个巨噬细胞[91]。巨噬细胞通过吞噬和酶促降解外来颗粒物或微生物，并在数周乃至数月内[89]携带吞噬或降解的产物至气道，经黏膜纤毛摆动清除或转移入到淋巴组织[92]。对于全身性暴露的药物，当粒子的空气动力学直径 < 2.5μm 时，其药物颗粒将主要沉积在肺泡中[93]。在第 7.2.2 节中，着重介绍了用于生产可吸入控释制剂的不同策略。

7.2.2 吸入控释剂的生产

生物可降解的辅料基质

生物可降解辅料分为人工合成类和天然产物类。人工合成类的生物相容性聚合物有聚乳酸聚乙醇酸共聚物（PLGA）、聚乳酸（PLA）、聚乙二醇（PEG）、聚乙烯醇（PVA）等，天然产物类包括天然高分子化合物或蛋白质有壳聚糖、白蛋白等。

这类辅料通过其本身的低溶解度或药物与辅料间的相互影响来达到控释的效果。被可降解辅料包裹的药物分子沉积到肺部气液界面，然后开始缓释过程。药物分子依靠被动扩散，从颗粒溶出缓慢释放，并被机体吸收进入体循环[75,94,95]。

PLGA 和 PLA 是目前被广泛报道应用于呼吸系统给药的长效控释辅料。制备双层乳液后再蒸干溶剂的方法[96,97]是此类药物的常规制备工艺，但 Yamamoto 等报道利用流化床喷雾干燥造粒技术成功制备了 PLGA 纳米复合颗粒剂[98]。在这项研究中，包装在含有甘露醇的纳米球中的胰岛素表现出了显著的降血糖作用，同时发挥药效作用的时间更长，因其具有更好的吸入特性及药物的缓释特性。多孔且低密度的可吸入药物颗粒的制备可通过将喷雾干燥活性成分溶于乙醇及其他类似辅料中然后喷雾干燥实现[99-101]。PLGA 和 PLA 均可通过此种方式进行结构稳定的壳状大颗粒控释产品的制备。Edwards 等借由此方式成功利用 PLGA、PLA 制备出了大粒径（$>5\mu m$）、低密度（$<0.4g/cm^3$）的胰岛素类及睾酮类颗粒制剂[47]。与常规制剂相比，这种多孔颗粒被吸入肺后可深入肺部，并可在体内中存留更长时间（96 小时 *vs* 4 小时）。

多孔大颗粒制剂可以利用超临界二氧化碳处理工艺进行制备。以这种方式制备的多孔的德舍瑞林 - PLGA 颗粒，具备残留溶剂少、不破坏德舍瑞林的完整性、持续缓释、减少细胞吞噬的优点[102]。

高孔隙率的大 PLGA 微粒也可以利用碳酸氢铵的致孔特性进行制备，此方式制备的颗粒具备适合的空气动力学特点和更高的药物包埋率，同时可有效避免巨噬细胞的吞噬清除，实现药物的持续缓释。

研究表明，PVA 同样是潜在的可用于肺部药物递送的辅料。PVA 在色甘酸二钠成药研究中被证实可提高雾化效率，同时可延长药物释放时间[104,105]。用于肺部药物递送的牛血清白蛋白微粒的制备同样用到了 PVA，亦显示出了延长药物释放的特点[106]。此外，Liao 等的研究则表明，PVA 在 pMDIs 药物制剂中通过抑制一些潜在的不可逆凝聚现象增加了测试蛋白的稳定性[107]。

尽管聚合物控释剂的应用广泛且相当成功，但由于长期用药及缓释特点造成的聚合物在机体肺部的长期存留及累积作用也同样值得关注，尤其是对于每日给药药物[108,109]。有研究表明，PLA 微粒经肺给药造成了家兔中性粒细胞数目增高，肺部的微粒沉积部位处有炎症、出血等反应[110]。另外，在细胞毒性试验中，相较于油脂颗粒，PLGA、PLA 的应用明显降低了细胞活性[111]。最近的一项基于 Calu-3 单层细胞渗透实验显示，PLGA 在众多聚合物中的毒性作用最强[112]，而另一项细胞毒性试验中，A549 细胞在 PLA 中暴露 24 小时所受影响有限[106]。Sivadas 等的研究显示：羟丙基纤维素具有较高的递送效率，玻璃酸钠和壳聚糖表现出低毒效应及控释效果，卵清蛋白和壳聚糖提高了喷雾干燥制备的蛋白颗粒系统暴露水平。

壳聚糖、羟丙基纤维素等黏膜粘着剂类辅料的使用能够有效降低机体黏膜对药物的清除作用，延长药物在机体中的留存时间[113,114,115]。另外，壳聚糖能通过降低上皮细胞间的紧密连接而促进机体对药物的吸收[116,117]。相较于未修饰的 PLGA 纳米微球颗粒，经壳聚糖表面修饰后的 PLGA 纳米颗粒剂具有更长的药物缓释时间及更高的吸收率[117]。实验证明，相较于单用，壳聚糖与硫酸特布他林或二丙酸倍氯米松共喷雾干燥的颗粒药物释放速率显著减缓[118,119]。体外试验中，含壳聚糖与二丙酸倍氯米松的制剂能够使呼吸功能提高 43%，且在 1000ml 磷酸盐缓冲液中缓释作用可持续 12 小时[118]。另外，颗粒中胰岛素的释放速率可以通过对壳聚糖纳米包衣颗粒中加入负电荷的磷脂加以控制[120]。

为克服多聚类物质在肺内的毒性和长期蓄积问题，采用天然的蛋白作为载体可能是一种合适的选择。加入白蛋白的 DPIs 制剂能延长药物在肺泡中的释放[121]。与口服相比，白蛋白微球递送的甲素能够提升机体肺部的药物浓度[122]。Kwon 等添加蔗糖异丁醇乙酯作为缓释剂，以环糊精衍生物为致孔剂来制备牛血清白蛋白多孔微粒制剂，发现体外缓释作用可长达 7 天[123]。Lietal 的研究中，白蛋白负载抗菌药物微粒体外的缓释时间达到了 12 小时[121]。喷雾干燥干粉药物制剂中添加白蛋白会对干粉的形态及微细粒子比例产生较大影响[124]。

天然树胶中的黄原胶和槐豆胶被作为潜在的释放改进剂进行了研究。它们能够减缓沙丁胺醇的释放，提示可能借由胶体分子间的相互作用形成稳定的胶体[125]。

利用大分子聚合物或蛋白分子形成共聚物能够极大增加药物的分子量，延缓肺泡上皮细胞对活性物质的吸收[94]。已有实验成功构建了 PEG 与蛋白分子共聚物[94,126]。类似的共价结构可通过在 PEG 分子链末端与其他配体的结合实现[127,128]。与常规胰岛素皮下给药相比，采用磷酸钙 – PEG 负载胰岛素颗粒对大鼠吸入给药延长了胰岛素药效时间，提高了胰岛素的生物利用度[129]。

非常重要的一点是，将对蛋白质与高分子化合物进行连接时，应对蛋白的功能基团位置有充分的了解，避免阻断蛋白分子的活性位点，进而失去活性。

大分子分散体系

脂质体囊泡的大小，从 20nm 到几微米不等。脂质体药物的表面电荷、脂质层数及制备方法是控制其半衰期和药物负载量的主要参数[130]。可以通过选择不同的脂类来构建不同特性的脂质体，负载各种不同特性的药物。直径介于 50～200nm 的脂质体可有效避免机体巨噬细胞的吞噬作用，同时能够满足递送药物的要求[131]。基于脂质体及磷脂的液体制剂已被用于新生儿呼吸窘迫综合征和季节性哮喘的治疗[132]，这也证实了脂质体药物相对于生物降解类高分子聚合物在控释方面具有更高的安全性[133]。

另外，脂质体的表面电荷属性及膜层流动性依赖于生产条件和化学组成，可以借此进行调节，从而获得理想的药物物理特性。因阳离子脂质体可以与阴性DNA 分子结合及与细胞膜的融合性，被应用于囊性纤维化疾病的治疗[134,135]，这种方式虽然转染效率较低，但可避免使用病毒载体的免疫反应与风险[136]。

业界普遍认为，脂质体制剂具有更低的副作用及更高的临床药效。Zeng 等的文章对支气管扩张药、哮喘药、抗菌药、抗病毒药、细胞毒性药及抗氧化类药物的脂质体制剂药效进行了总结[75]。脂质体包被的胰岛素药物在肺内的吸收率提高，吸收时间延长[75]。

与单独的环丙沙星相比，喷雾给药的脂质体环丙沙星在呼吸道的药物浓度更高，滞留时间更长[137]。同样在此试验中，脂质体包被的环丙沙星雾化吸入在预防性给药及治疗性给药时，均表现出明显的抑制小鼠肺部致命菌感染作用，而常规环丙沙星颗粒给药未见药效作用。

近期，Stark 等制备了单层膜脂质体包被的血管活性肠肽[138]，发现结构稳定的脂质体能延长药物在机体肺部的半衰期，并增强多肽药物的生物活性。Chono 等在对经肺给药后的 PK/PD 实验结果进行分析后提出，糖基化环丙酰胺脂质体能够有效抑制许多致病菌对肺部的感染，也可用于细胞内寄生虫感染[139]。

团聚囊泡技术是基于对脂质体系统的改造后设计的。机体对团聚脂质体进行分解，形成有效药物蛋白纳米颗粒，借由此过程达到缓释目的[127,128,140]。

固体脂质颗粒

将脂质体制备成干粉颗粒[141,142]能够极大降低生产成本并减少脂质体在存储和雾化过程中破损致药物漏出的损失，这也是当前脂质体生产和稳定性方面面临的巨大挑战[143,144]。相较于常规脂质体，脂质体干粉具备更高的理化稳定性，封包率高，载体成本低廉，同时避免了溶剂残留可能带来的毒性作用[145]。在此领域有限的报道当中，Jaspart 等对乙酰沙丁胺醇包被的甘油二十二烷酸酯固体脂质体纳米颗粒的研究表明[146]，与游离药物或混合药物相比，固体脂质体药物颗粒体外具备缓释效应，同时并不会引起大鼠气管的炎症反应[147]。

脂质体对药物分子的包被能够减少巨噬细胞的吞噬反应。当制剂中加入二棕榈酰卵磷脂后，培养巨噬细胞对 PLGA 微粒的吞噬明显减少[148]。同时，在此例中，药物在体外释放也减缓。Cook 等用氢化棕榈油和二棕榈酰卵磷脂体系包被药物颗粒后，硫酸特布他林体外的释放速率降低[141]。与此相似，体外情况下以二棕榈酰卵磷脂和二肉豆蔻酰磷脂酰胆碱包被的胰岛素壳聚糖纳米颗粒也实现了胰岛素的缓慢释放[120]。

黏性系统

此技术原理是在肺内沉积时形成凝胶界面，使均匀分散的药物通过凝胶基质被动转运。5% 明胶、1% PVA、1% 羧甲基纤维素等均已被应用于控制肺部对羧基荧光素的吸收[149]。以这些水溶液进行气管内给药会对大鼠血浆药物浓度产生较大影响。另外，由于荧光素异硫氰酸酯标记的葡聚糖的释放速率不受明胶或 PVA 的调控，因此辅料的缓释作用可能具有药物特异性。卡拉胶也同样被证实具有作为缓释辅料的潜能。药物溶液中加入 <5% w/v 大分子聚合物后，机体对茶碱和丙酸氟替卡松的吸收速率有所改变，同时并未造成气管损伤或炎症反应[150]。

以上各方法均在体外或体内试验中表现出了明显的药物缓释作用，然而对不同体系的评价方法及标准并不统一。Salama 等用不同方法评估控释 DPI 的控释效果并进行了比较，发现不同方法间的差异性极大[105]。吸入控释制剂评价标准方式及测定方法的缺失，加剧了准确对比制剂工艺及效率的难度。除了仍存在诸多困难及挑战外，肺部控释制剂的潜力尚未得到全部开发，重视程度也仍然不足。

（郭万军　杨　柳　译）

参考文献

［1］　Campbell MK. Biochemistry. Orlando, FL：Harcourt Brace & Company；1999.

［2］　Bailey PSJr, Bailey CA. Organic Chemistry：A Brief Survey of Concepts and Applications. Upper Saddle River, NJ：Prentice－Hall International；1995.

［3］　Crommelin D, van Winden E, Mekking A. Delivery of pharmaceutical proteins. In：Aulton ME, editor. Pharmaceutics：The Science of Dosage Form Design. Edinburgh：Churchill Livingstone；2002. pp. 544－553.

［4］　Qiu Y, Gupta PK, Adjei AL. Absorption and bioavailability of inhaled peptidesand proteins. In：Adjei AL, Gupta PK, editors. Inhalation Delivery of Therapeutic Peptides and Proteins. New York, NY：Marcel Dekker；1997. pp. 89－131.

［5］　Bailey CJ, Barnett AH. Why is Exubera being withdrawn? British Medical Journal 2007；335：1156.

［6］　Cryan S－A. Carrier－based strategies for targeting protein and peptide drugs to the lungs. AAPS Journal 2005；7（1）：E20－E41.

［7］　Garcia－Contreras L, Smyth HDC. Liquid－spray or dry－powder systems for inhaled delivery of peptide and proteins? American Journal of Drug Delivery 2005；3（1）：29－45.

［8］　Manning MC, Patel K, Borchardt RT. Stability of protein pharmaceuticals. Pharmaceutical Research 1989；6（11）：903－918.

［9］　Arakawa T, Prestrelski SJ, Kenney WC, Carpenter JF. Factors affecting short－termand long－term stabilities of proteins. Advanced Drug Delivery Reviews 1993；10：1－28.

［10］　Gupta PK, Adjei AL. Therapeutic inhalation aerosols. In：Adjei AL, Gupta PK, editors. Inhalation Delivery of Therapeutic Peptides and Proteins. New York, NY：Marcel Dekker；1997. pp. 185－234.

［11］　Niven RW, Ip AY, Mittelman SD, Farrar C, Arakawa T, Prestrelski SJ. Proteinnebulization：I. Stability of lactate dehydrogenase and recombinant granulocytecolony stimulating factor to air－jet nebulizaion. International Journal of Pharmaceutics 1994；109：17－26.

［12］　Steckel H, Eskander F, Witthohn K. Effect of excipients on the stability and aerosol performance of nebulised aviscumine. Journal of Aerosol Medicine 2003；16：417－432.

［13］　Steckel H, Eskander F, Witthohn K. Effect of cryoprotectants on the stability and aerosol performance of nebulized aviscumine, a 57－kDa protein. European Journal of Pharmaceutics and Biopharmaceutics 2003；56：11－21.

[14] Steckel H, Eskander F, Witthohn K. The effect of formulation variables on the stability of nebulised aviscumine. International Journal of Pharmaceutics 2003; 257: 181 - 194.

[15] Phipps PR, Gonda I. Droplets produced by medical nebulizers: some factors affecting their size and solute concentration. Chest 1990; 97: 1327 - 1332.

[16] Cipolla DC, Clark AR, Chan H - K, Gonda I, Shire SJ. Assessment of aerosol delivery systems for recombinant human deoxyribonuclease. STP Pharma Sciences 1994; 4: 50 - 62.

[17] Roche, Products. Pulmozyme®Consumer Medicine Information. Dee Why, NSW, Australia: Roche Products Pty Ltd; 2008.

[18] Gonda I. Deoxyribonuclease inhalation. In: Adjei AL, Gupta PK, editors. Inhalation Delivery of Therapeutic Peptides and Proteins. New York, NY: Marcel Dekker; 1997. pp. 355 - 365.

[19] Rubsamen R. Novel aerosol peptide drug delivery systems. In: Adjei AL, GuptaPK, editors. Inhalation Delivery of Therapeutic Peptides and Proteins. New York, NY: Marcel Dekker; 1997. pp. 703 - 731.

[20] Mudumba S, Khossravi M, Yim D, Rossi T, Pearce D, Hughes M, et al. Delivery of rhDNase by the AERx® pulmonary delivery system. In: Dalby RN, Byron PR, Farr S, Peart J, editors. Respiratory Drug Delivery VII. Raleigh, NC: Serentec Press; 2000. pp. 329 - 332.

[21] Henry RR, Mudaliar SRD, Howland WC III, Chu N, Kim D, An B, et al. Inhaled insulin using the AERx Insulin Diabetes Management System in healthy and asthmatic subjects. Diabetes Care 2003; 26: 764 - 769.

[22] Farr S, Reynolds D, Nat A, Srinivasan S, Roach M, Jensen S, et al. Technical development of AERx®Diabetes Management System: essential characteristics for diabetes treatment with pulmonary insulin. In: Dalby RN, Byron PR, Peart J, Farr S, editors. Respiratory Drug Delivery VIII. Raleigh, NC: Davis Horwood International; 2002. pp. 51 - 60.

[23] Sangwan S, Agosti JM, Bauer LA, Otulana BA, Morishige RJ, Cipolla DC, et al. Aerosolized protein delivery in asthma: gamma camera analysis of regional deposition and perfusion. Journal of Aerosol Medicine 2001; 14: 185 - 195.

[24] Quinn ÉÁ, Forbes RT, Williams AC, Oliver MJ, McKenzie L, Purewal TS. Protein conformational stability in the hydrofluoroalkane propellants tetrafluoroethane and heptafluoropropane analysed by Fourier transform Raman spectroscopy. International Journal of Pharmaceutics 1999; 186: 31 - 41.

[25] Brown AR, George DW. Tetrafluoroethane (HFC 134A) propellant - driven aerosols of proteins. Pharmaceutical Research 1997; 14: 1542 - 1547.

[26] Williams RO III, Liu J. Formulation of a protein with propellant HFA 134aforaerosol delivery. European Journal of Pharmaceutical Sciences 1998; 7: 137 - 144.

[27] Hausmann M, Dellweg S, Osborn C, Heinemann L, Buchwald A, Rosskamp R, et al. Inhaled insulin as adjunctive therapy in subjects with type 2 diabetes failing oral agents: a controlled proof - of - concept study. Diabetes, Obesity and Metabolism 2006; 8: 574 - 580.

[28] Adjei AL, Genova P, Zhu Y, Sexton F. Method of treating a systemic disease. US patent 7056494. 2006.

[29] Brambilla G, Berrill S, Davies RJ, Ganderton D, George SC, Lewis DA, et al. Formulation of leuprolide as an HFA solution pMDI. Journal of Aerosol Medicine 2003; 16: 209.

［30］ Chan H – K, Gonda I. Solid state characterization of spray – dried powders of recombinant human deoxyribonuclease (rhDNase). Journal of Pharmaceutical Sciences 1998；87 (5)：647 – 654.

［31］ Clark AR, Dasovich N, Gonda I, Chan H – K. The balance between biochemical andphysical stability for inhalation protein powders：rhDNase as an example. In：Dalby RN, Byron PR, Farr S, editors. Resiratory Drug Delivery V. Buffalo Grove, IL：Interpharm Press；1996. pp. 167 – 174.

［32］ Andya JD, Maa Y – F, Constantino HR, Nguyen P – A, Dasovich N, Sweeney TD, et al. The effect of formulation excipients on protein stability and aerosol performance of spray – dried powders of a recombinant humanized anti – IgE monoclonal antibody. Pharmaceutical Research 1999；16：350 – 358.

［33］ Patton JS, Foster L, Platz RM. Methods and compositions for pulmonary delivery of insulin. US patent 5997848. 1999.

［34］ Quan CP, Wu S, Dasovich N, Hsu C, Patapoff T, Canova – Davis E. Susceptibility of rhDNase I to glycation in the dry – powder state. Analytical Chemistry 1999；71：4445 – 4454.

［35］ Frank F. Long – term stabilization of biologicals. Biotechnology 1994；12：253 – 256.

［36］ Izutsu K – I, Yoshioka S, Terao T. Decreased protein – stabilizing effects of cryoprotectants due to crystallization. Pharmaceutical Research 1993；10：1232 – 1237.

［37］ Pikal MJ, Dellerman KM, Roy ML, Riggin RM. The effects of formulation variables on the stability of freeze – dried human growth hormone. Pharmaceutical Research 1991；8：427 – 436.

［38］ Carpenter JF, Prestrelski SJ, Dong A. Application of infrared spectroscopy to development of stable lyophilized protein formulations. European Journal of Pharmaceutics and Biopharmaceutics 1998；45：231 – 238.

［39］ Hageman MJ. Sorption and solid – state stability of proteins. In：Ahern TJ, Manning MC, editors. Stability of Protein Pharmaceuticals, Part A：Chemical and Physical Pathways of Protein Degradation. New York, NY：Plenum Press；1992. pp. 273 – 309.

［40］ Separovic F, Lam YH, Ke X, Chan H – K. A solid – state NMR study of protein hydration and stability. Pharmaceutical Research 1998；15：1816 – 1821.

［41］ Chan H – K, Au – Yeung K – L, Gonda I. Development of a mathematical model for the water distribution in freeze – dried solids. Pharmaceutical Research 1999；16：660 – 665.

［42］ Roos Y, Karel M. Plasticizing effect of water on thermal behavior and crystallization of amorphous food models. Journal of Food Science 1991；56：38 – 43.

［43］ Hancock BC, Shamblin SL, Zografi G. Molecular mobility of amorphous pharmaceutical solids below their glass transition temperatures. Pharmaceutical Research 1995；12：799 – 806.

［44］ Chew NYK, Chan H – K. Effect of humidity on the dispersion of dry powers. In：Dalby RN, Byron PR, Farr S, Peart J, editors. Respiratory Drug Delivery VII. Raleigh, NC：Serentec Press；2000. pp. 615 – 618.

［45］ Yamashita C, Nishibayashi T, Akashi S, Toguchi H, Odomi M. A novel formulation of dry powder for inhalation of peptides and proteins. In：Dalby RN, Byron PR, Farr S, editors. Respiratory Drug Delivery V. Buffalo Grove, IL：Interpharm Press；1996. pp. 483 – 486.

[46] Chan H‑K, Clark A, Gonda I, Mumenthaler M, Hsu C. Spray dried powders and powder blends of recombinant human deoxyribonuclease (rhDNase) for aerosol delivery. Pharmaceutical Research 1997; 14: 431 - 437.

[47] Edwards DA, Hanes J, Caponetti G, Hrkach J, Ben‑Jebria A, Eskew ML, et al. Large porous particles for pulmonary drug delivery. Science 1997; 276 (5320): 1868 - 1872.

[48] Maa Y‑F, Nguyen P‑A, Sweeney TD, Shire SJ, Hsu CC. Protein inhalation powders: spray drying vs spray freeze drying. Pharmaceutical Research 1999; 16: 249 - 254.

[49] Bot AI, Tarara TE, Smith DJ, Bot SR, Woods CM, Weers JG. Novel lipid‑based hollow ‑porous microparticles as a platform for immunoglobulin delivery to the respiratory tract. Pharmaceutical Research 2000; 17: 275 - 283.

[50] Chew NYK, Chan HK. Use of solid corrugated particles to enhance powder aerosol performance. Pharmaceutical Research 2001; 18 (11): 1570 - 1577.

[51] Chew NYK, Tang P, Chan HK, Raper JA. How much particle surface corrugationis sufficient to improve aerosol performance of powders? Pharmaceutical Research 2005; 22 (1): 148 - 152.

[52] Adi S, Adi H, Tang P, Traini D, Chan H‑K, Young PM. Micro‑particle corrugation, adhesion and inhalation aerosol efficiency. European Journal of Pharmaceutical Sciences 2008; 35: 12 - 18.

[53] Mumenthaler M, Hsu CC, Pearlman R. Feasibility study on spray‑drying protein pharmaceuticals: recombinant human growth hormone and tissue‑type plasminogen activator. Pharmaceutical Research 1994; 11: 12 - 20.

[54] Maa Y‑F, Nguyen P‑AT, Hsu SW. Spray‑drying of air‑liquid interface sensitiverecombinant human growth hormone. Journal of Pharmaceutical Sciences 1998; 87: 152 - 159.

[55] Vanbever R, Mintzes JD, Wang J, Nice J, Chen D, Batycky R, et al. Formulation and physical characterization of large porous particles for inhalation. Pharmaceutical Research 1999; 16: 1735 - 1742.

[56] Platz RM, Ip A, Whitham CL. Process for preparing micronized polypeptide drugs. US patent 5354562. 1994.

[57] Bustami RT, Chan H‑K, Dehghani F, Foster NR. Generation of micro‑particles of proteins for aerosol delivery using high pressure modified carbon dioxide. Pharmaceutical Research 2000; 17 (11): 1360 - 1366.

[58] Bustami RT, Chan H‑K, Foster NR. Aerosol delivery of protein powders processed by supercritical fluid technology. In: Dalby RN, Byron PR, Farr S, Peart J, editors. Respiratory Drug Delivery VII. Raleigh, NC: Serentec Press; 2000. pp. 611 - 614.

[59] Sievers RW, Sellers SP, Kusek KD, Glark GS, Korte BJ. Fine‑particle formation using supercritical carbon dioxide‑assisted aerosolization and bubble drying. In: Proceedings of the 218th ACS National Meeting. New Orleans, LA; American Chemical Society: 1999.

[60] Sloan R, Hollowood HE, Hupreys GO, Ashraf W, York P. Supercritical fluid processing: preparation of stable protein particles. In: Proceedings of the Fifth Meeting of Supercritical Fluids. Nice, France; 1998.

[61] Chiou H, Li L, Hu T, Chan HK, Chen JF, Yun J. Production of salbutamol sulfate for inhalation by high‑gravity controlled antisolvent precipitation. International Journal of Pharmaceutics 2007; 331 (1): 93 - 98.

［62］ Chen J－F, Zhou M－Y, Shao L, Wang Y－Y, Yun J, Chew NYK, et al. Feasibility of-preparing nanodrugs by high－gravity reactive precipitation. International Journal of Pharma-ceutics 2004; 269: 267 － 274.

［63］ Hu T, Chiou H, Chan H－K, Chen J－F, Yun J. Preparation of inhalable salbutamol sul-fate using reactive high gravity controlled precipitation. Journal of Pharmaceutical Sciences 2008; 97: 944 － 949.

［64］ Chiou H, Chan H－K, Prud'homme RK, Raper JA. Evaluation on the use of the confined liquid impinging jets for the synthesis of nanodrug particles. Drug Development and Industri-al Pharmacy 2008; 34: 59 － 64.

［65］ Chiou H, Chan H－K, Heng D, Prud'homme RK, Raper JA. A novel production method for inhalable cyclosporine A powders by confined liquid impinging jet precipitation. Journal of Aerosol Science 2008; 39: 500 － 509.

［66］ Steiner SS, Pfutzner A, Wilson BR, Harzer O, Heinemann L, Rave K. Technosphere／in-sulin: proof of concept study with a new insulin formulation for pulmonary delivery. Experi-mental and Clinical Endocrinology & Diabetes 2002; 110: 17 － 21.

［67］ Lian H, Steiner SS, Sofia RD, Woodhead JH, Wolf HH, White HS, et al. A self－com-plementary, self－assembling microsphere system: application for intravenous delivery of the antiepileptic and neuroprotectant compound felbamate. Journal of Pharmaceutical Sci-ences 2000; 89: 867 － 875.

［68］ Brown LR, Rashba－Step J, Scott TL, Qin Y, Rulon PW, McGeehan J, et al. Pulmonary delivery of novel insulin microspheres. In: Dalby RN, Byron PR, Peart J, Farr S, editors. Respiratory Drug Delivery VIII. Raleigh, NC: Davis Horwood International; 2002. pp. 431 － 434.

［69］ Byron PR. Prediction of drug residence times in regions of the human respiratory tract fol-lowing aerosol inhalation. Journal of Pharmaceutical Sciences 1986; 75 (5): 433 － 438.

［70］ Bennett WD, Brown JS, Zeman KL, Hu S－C, Scheuch G, Sommerer K. Targeting deliv-ery of aerosols to different lung regions. Journal of Aerosol Medicine 2002; 15 (2): 179 － 188.

［71］ Jain KK. Drug delivery systems—an overview. In: Jain KK, editor. Drug Delivery Sys-tems. Totowa, NJ: Humana Press; 2008. pp. 1 － 50.

［72］ Poyner EA, Alpar HO, Almeida AJ, Gamble MD, Brown MRW. A comparative study on the pulmonary delivery of tobramycin encapsulated into liposomes and PLA microspheres fol-lowing intravenous and endotracheal delivery. Journal of Controlled Release 1995; 35 (1): 41 － 48.

［73］ Schreier H, Gonzalez－Rothi RJ, Stecenko AA. Pulmonary delivery of liposomes. Journal of Controlled Release 1993; 24 (1 － 3): 209 － 223.

［74］ Taylor KM, Newton JM. Liposomes for controlled delivery of drugs to the lung. Thorax 1992; 47 (4): 257 － 259.

［75］ Zeng XM, Martin GP, Marriott C. The controlled delivery of drugs to the lung. Interna-tional Journal of Pharmaceutics 1995; 124 (2): 149 － 164.

［76］ Gilbert BE. Liposomal aerosols in the management of pulmonaryinfections. Journal of Aerosol Medicine 1996; 9 (1): 111 － 122.

［77］ Ruijgrok EJ, Vulto AG, V́an Etten EW. Aerosol delivery of amphotericin B desoxycholate (Fungizone) and liposomal amphotericin B (AmBisome): aerosol characteristics and in－

vivo amphotericin B deposition in rats. Journal of Pharmacy and Pharmacology 2000；52 (6)：619 - 627.

[78] Alvarez CA, Wiederhold NP, McConville JT, Peters JI, Najvar LK, Graybill JR, et al. Aerosolized nanostructured itraconazole as prophylaxis against invasive pulmonary aspergillosis. Journal of Infection 2007；55 (1)：68 - 74.

[79] Behr J, Zimmermann G, Baumgartner R, Leuchte H, Neurohr C, Brand P, et al. Lung deposition of a liposomal cyclosporine a inhalation solution in patients after lung transplantation. Journal of Aerosol Medicine and Pulmonary Drug Delivery 2009；22 (2)：1 - 9.

[80] Smolensky MH, D'Alonzo GE, Kunkel G, Barnes PJ. Day - night patterns in bronchial patency and dyspnea：basis for once - daily and unequally divided twice - daily theophylline dosing schedules. Chronobiology International 1987；4 (3)：303 - 307.

[81] Chan H-K, Young PM, Traini D, Coates M. Dry powder inhalers：challenges and goals for next generation therapies. Pharmaceutical Technology Europe 2007；19 (4)：19 - 24.

[82] Damms B, Bains W. The Cost of Delivering Drugs without Needles. Nature Biotechnology 1995；13 (12)：1438 - 1440.

[83] Patton JS, Bukar J, Nagarajan S. Inhaled insulin. Advanced Drug Delivery Reviews 1999；35 (2 - 3)：235 - 247.

[84] Uchenna Agu R, Ikechukwu Ugwoke M, Armand M, Kinget R, Verbeke N. The lung as a route for systemic delivery of therapeutic proteins and peptides. Respiratory Research 2001；2 (4)：198 - 209.

[85] Ward EM, Woodhouse A, Mather LE, Farr SJ, Okikawa JK, Lloyd P, et al. Morphine pharmacokinetics after pulmonary administration from a novel aerosol delivery system. Clinical Pharmacology and Therapeutics 1997；62 (6)：596 - 609.

[86] French DL, Edwards DA, Niven RW. The influence of formulation on emission, deaggregation and deposition of dry powders for inhalation. Journal of Aerosol Science 1996；27 (5)：769 - 783.

[87] Ticehurst MD, Basford PA, Dallman CI, Lukas TM, Marshall PV, Nichols G, et al. Characterisation of the influence of micronisation on the crystallinity and physical stability of revatropate hydrobromide. International Journal of Pharmaceutics 2000；193 (2)：247 - 259.

[88] Young PM, Cocconi D, Colombo P, Bettini R, Price R, Steele DF, et al. Characterization of a surface modified dry powder inhalation carrier prepared by "particle smoothing". Journal of Pharmacy and Pharmacology 2002；54 (10)：1339 - 1344.

[89] Martonen TB. Mathematical model for the selective deposition of inhaled pharmaceuticals. 1993；82 (12)：1191 - 1199.

[90] Labiris NR, Dolovich MB. Pulmonary drug delivery. Part I：physiological factors affecting therapeutic effectiveness of aerosolized medications. British Journal of Clinical Pharmacology 2003；56 (6)：588 - 599.

[91] Stone KC, Mercer RR, Gehr P, Stockstill B, Crapo JD. Allometric relationship of cell numbers and size in the mammalian lung. American Journal of Respiratory Cell and Molecular Biology 1992；6：235 - 243.

[92] Hickey AJ, Thompson DC. Physiology of the airways. In：Hickey AJ, editor. Pharmaceutica Inhalation Aerosol Technology：Marcel Dekker, Inc.；1992. pp. 1 - 27.

[93] Pritchard JN. The influence of lung deposition on clinical response. Journal of Aerosol Med-

icine—Deposition, Clearance and Effects in the Lung 2001; 14: S19 - S26.

[94] Shoyele SA. Controlling the release of proteins/peptides via the pulmonary route. In: Jain KK, editor. Drug Delivery Systems. Totowa, NJ: Humana Press; 2008. pp. 141 - 148.

[95] Schanker LS, Mitchell EW, Brown RA Jr. Species comparison of drug absorption from the lung after aerosol inhalation or intratracheal injection. Drug Metabolism and Disposition 1986; 14 (1): 79 - 88.

[96] Kim HK, Chung HJ, Park TG. Biodegradable polymeric microspheres with "open/closed" pores for sustained release of human growth hormone. Journal of Controlled Release 2006; 112 (2): 167 - 174.

[97] Wang J, Chua KM, Wang C - H. Stabilization and encapsulation of human immunoglobulin G into biodegradable microspheres. Journal of Colloid and Interface Science 2004; 271 (1): 92 - 101.

[98] Yamamoto H, Hoshina W, Kurashima H, Takeuchi H, Kawashima Y, Yokoyama T, et al. Engineering of poly (DL - lactic - co - glycolic acid) nanocomposite particles for dry powder inhalation dosage forms of insulin with the spray - fluidized bed granulating system. Advanced Powder Technology 2007; 18 (2): 215 - 228.

[99] Wang J, Ben - Jebria A, Edwards DA. Inhalation of estradiol for sustained systemic delivery. Journal of Aerosol Medicine 1999; 12 (1): 27 - 36.

[100] Vanbever R, Mintzes JD, Wang J, Nice J, Chen D, Batycky R, et al. Formulation and physical characterization of large porous particles for inhalation. Pharmaceutical Research 1999; 16 (11): 1735 - 1742.

[101] Ben - Jebria A, Chen D, Eskew ML, Vanbever R, Langer R, Edwards DA. Large porous particles for sustained protection from carbachol - induced bronchoconstriction in guinea pigs. Pharmaceutical Research 1999; 16 (4): 555 - 561.

[102] Koushik K, Kompella U. Preparation of large porous deslorelin - PLGA microparticles with reduced residual solvent and cellular uptake using a supercritical carbon dioxide process. Pharmaceutical Research 2004; 21 (3): 524 - 535.

[103] Yang Y, Bajaj N, Xu P, Ohn K, Tsifansky MD, Yeo Y. Development of highly porous large PLGA microparticles for pulmonary drug delivery. Biomaterials 2009; 30 (10): 1947 - 1953.

[104] Salama R, Hoe S, Chan H - K, Traini D, Young PM. Preparation and characterisation of controlled release co - spray dried drug - polymer microparticles for inhalation 1: influence of polymer concentration on physical and in vitro characteristics. European Journal of Pharmaceutics and Biopharmaceutics 2008; 69 (2): 486 - 495.

[105] Salama RO, Traini D, Chan H - K, Young PM. Preparation and characterisation of controlled release co - spray dried drug - polymer microparticles for inhalation 2: evaluation of in vitro release profiling methodologies for controlled release respiratory aerosols. European Journal of Pharmaceutics and Biopharmaceutics 2008; 70 (1): 145 - 152.

[106] Salama RO, Daniela T, Chan H - K, Sung A, Ammit AJ, Young PM. Preparation and evaluation of controlled release microparticles for respiratory protein therapy. Journal of Pharmaceutical Sciences 2009; 98: 2709 - 2717.

[107] Liao YH, Brown MB, Jones SA, Nazir T, Martin GP. The effects of polyvinyl alcohol on the in vitro stability and delivery of spray - dried protein particles from surfactant - free HFA 134a - based pressurised metered dose inhalers. International Journal of Pharmaceutics

2005；304（1-2）：29-39.

[108] Dunne M, Corrigan OI, Ramtoola Z. Influence of particle size and dissolution conditions on the degradation properties of polylactide-co-glycolide particles. Biomaterials 2000；21（16）：1659-1668.

[109] Batycky RP, Hanes J, Langer R, Edwards DA. A theoretical model of erosion and macro-molecular drug release from biodegrading microspheres. Journal of Pharmaceutical Sciences 1997；86（12）：1464-1477.

[110] Armstrong DJ, Elliott PN, Ford JL, Gadsdon D, McCarthy GP, Rostron C, et al. Poly-（D, L-lactic acid）microspheres incorporating histological dyes for intrapulmonary histopathological investigations. Journal of Pharmacy and Pharmacology 1996；48（3）：258-262.

[111] Muller RH, Maaen S, Weyhers H, Specht F, Lucks JS. Cytotoxicity of magnetite-loaded polylactide, polylactide/glycolide particles and solid lipid nanoparticles. International Journal of Pharmaceutics 1996；138（1）：85-94.

[112] Sivadas N, O'Rourke D, Tobin A, Buckley V, Ramtoola Z, Kelly JG, et al. A comparative study of a range of polymeric microspheres as potential carriers for the inhalation of proteins. International Journal of Pharmaceutics 2008；358（1-2）：159-167.

[113] Asada M, Takahashi H, Okamoto H, Tanino H, Danjo K. Theophylline particle design using chitosan by the spray drying. International Journal of Pharmaceutics 2004；270（1-2）：167-174.

[114] Huang YC, Yeh MK, Cheng SN, Chiang CH. The characteristics of betamethasone-loaded chitosan microparticles by spray-drying method. Journal of Microencapsulation 2003；20（4）：459-472.

[115] Sakagami M, Kinoshita W, Sakon K, Sato J-I, Makino Y. Mucoadhesive beclomethasone microspheres for powder inhalation：their pharmacokinetics and pharmacodynamics evaluation. Journal of Controlled Release 2002；80（1-3）：207-218.

[116] Smith J, Wood E, Dornish M. Effect of chitosan on epithelial cell tight junctions. Pharmaceutical Research 2004；21（1）：43-49.

[117] Yamamoto H, Kuno Y, Sugimoto S, Takeuchi H, Kawashima Y. Surface-modified PLGA nanosphere with chitosan improved pulmonary delivery of calcitonin by mucoadhesion and opening of the intercellular tight junctions. Journal of Controlled Release 2005；102（2）：373-381.

[118] Learoyd TP, Burrows JL, French E, Seville PC. Modified release of beclometasone dipropionate from chitosan-based spray-dried respirable powders. Powder Technology 2008；187（3）：231-238.

[119] Learoyd TP, Burrows JL, French E, Seville PC. Chitosan-based spray-dried respirable powders for sustained delivery of terbutaline sulfate. European Journal of Pharmaceutics and Biopharmaceutics 2008；68（2）：224-234.

[120] Grenha A, Remu~nan-Lopez C, Carvalho ELS, Seijo B. Microspheres containing lipid/chitosan nanoparticles complexes for pulmonary delivery of therapeutic proteins. European Journal of Pharmaceutics and Biopharmaceutics 2008；69（1）：83-93.

[121] Li FQ, Hu JH, Lu B, Yao H, Zhang WG. Ciprofloxacin-loaded bovine serum albumin microspheres：preparation and drug-release in vitro. Journal of Microencapsulation 2001；18（6）：825-829.

[122] Zeng XM, Martin GP, Marriott C. Preparation and in – vitro evaluation of tetrandrine – entrapped albumin microspheres as an inhaled drug – delivery system. European Journal of Pharmaceutical Sciences 1995; 3 (2): 87 – 93.

[123] Kwon MJ, Bae JH, Kim JJ, Na K, Lee ES. Long acting porous microparticle for pulmonary protein delivery. International Journal of Pharmaceutics 2007; 333 (1 – 2): 5 – 9.

[124] Bosquillon C, Lombry C, Préat V, Vanbever R. Influence of formulation excipients and physical characteristics of inhalation dry powders on their aerosolization performance. Journal of Controlled Release 2001; 70 (3): 329 – 339.

[125] McConville JT, Patel N, Ditchburn N, Tobyn MJ, Staniforth JN, Woodcock P. Use of a novel modified TSI for the evaluation of controlled – release aerosol formulations. I. Drug Development and Industrial Pharmacy 2000; 26 (11): 1191 – 1198.

[126] Ho DH, Wang CY, Lin JR, Brown N, Newman RA, Krakoff IH. Polyethylene glycol – L – asparaginase and L – asparaginase studies in rabbits. Drug Metabolism and Disposition 1988; 16 (1): 27 – 29.

[127] Zalipsky S. Synthesis of an end – group functionalized polyethylene glycol – lipid conjugate for preparation of polymer – grafted liposomes. Bioconjugate Chemistry 1993; 4 (4): 296 – 299.

[128] Karathanasis E, Ayyagari AL, Bhavane R, Bellamkonda RV, Annapragada AV. Preparation of in vivo cleavable agglomerated liposomes suitable for modulated pulmonary drug delivery. Journal of Controlled Release 2005; 103 (1): 159 – 175.

[129] Garcia – Contreras L, MorcSol T, Bell SJD, Hickey AJ. Evaluation of novel particles as pulmonary delivery systems for insulin in rats. AAPS PharmSci 2003; 5 (2): Article 9.

[130] Sharma A, Sharma US. Liposomes in drug delivery: progress and limitations. International Journal of Pharmaceutics 1997; 154 (2): 123 – 140.

[131] Allen TM. Liposomal drug formulations: rationale for development and what we can expect for the future. Drugs 1998; 56 (5): 747 – 756.

[132] Labiris NR, Dolovich MB. Pulmonary drug delivery. Part II: the role of inhalant delivery devices and drug formulations in therapeutic effectiveness of aerosolized medications. British Journal of Clinical Pharmacology 2003; 56 (6): 600 – 612.

[133] Thomas DA, Myers MA, Wichert B, Schreier H, Gonzalez – Rothi RJ. Acute effects of liposome aerosol inhalation on pulmonary function in healthy human volunteers. Chest 1991; 99: 1268 – 1270.

[134] Alton E, Stern M, Farley R, Jaffe A, Chadwick SL, Phillips J, et al. Cationic lipidmediated CFTR gene transfer to the lungs and nose of patients with cystic fibrosis: a double – blind placebo – controlled trial. Lancet 1999; 353 (9157): 947 – 954.

[135] Niven R, Pearlman R, Wedeking T, Mackeigan J, Noker P, Simpson – Herren L, et al. Biodistribution of radiolabeled lipid – DNA complexes and DNA in mice. Journal of Pharmaceutical Sciences 1998; 87 (11): 1292 – 1299.

[136] Smith PL. Peptide delivery via the pulmonary route: a valid approach for local and systemic delivery. Journal of Controlled Release 1997; 46 (1 – 2): 99 – 106.

[137] Wong JP, Yang HM, Blasetti KL, Schnell G, Conley J, Schofield LN. Liposome delivery of ciprofloxacin against intracellular Francisella tularensis infection. Journal of Controlled Release 2003; 92 (3): 265 – 273.

[138] Stark B, Andreae F, Mosgoeller W, Edetsberger M, Gaubitzer E, Koehler G, et al. Li-

posomal vasoactive intestinal peptide for lung application: protection from proteolytic degradation. European Journal of Pharmaceutics and Biopharmaceutics 2008; 70 (1): 153 - 164.

[139] Chono S, Tanino T, Seki T, Morimoto K. Efficient drug targeting to rat alveolar macrophages by pulmonary administration of ciprofloxacin incorporated into mannosylated liposomes for treatment of respiratory intracellular parasitic infections. Journal of Controlled Release 2008; 127 (1): 50 - 58.

[140] Bhavane R, Karathanasis E, Annapragada AV. Agglomerated vesicle technology: a new class of particles for controlled and modulated pulmonary drug delivery. Journal of Controlled Release 2003; 93 (1): 15 - 28.

[141] Cook RO, Pannu RK, Kellaway IW. Novel sustained release microspheres for pulmonary drug delivery. Journal of Controlled Release 2005; 104 (1): 79 - 90.

[142] Taylor KMG, Taylor G, Kellaway IW, Stevens J. The stability of liposomes to nebulisation. International Journal of Pharmaceutics 1990; 58 (1): 57 - 61.

[143] Darwis Y, Kellaway IW. Nebulisation of rehydrated freeze - dried beclomethasone dipropionate liposomes. International Journal of Pharmaceutics 2001; 215 (1 - 2): 113 - 121.

[144] Kellaway IW, Farr SJ. Liposomes as drug delivery systems to the lung. Advanced Drug Delivery Reviews 1990; 5 (1 - 2): 149 - 161.

[145] Cortesi R, Esposito E, Luca G, Nastruzzi C. Production of lipospheres as carriers for bioactive compounds. Biomaterials 2002; 23 (11): 2283 - 2294.

[146] Jaspart S, Bertholet P, Piel G, Dogné J - M, Delattre L, Evrard B. Solid lipid microparticles as a sustained release system for pulmonary drug delivery. European Journal of Pharmaceutics and Biopharmaceutics 2007; 65 (1): 47 - 56.

[147] Sanna V, Kirschvink N, Gustin P, Gavini E, Roland I, Delattre L, et al. Preparation and in vivo toxicity study of solid lipid microparticles as carrier for pulmonary administration. AAPS PharmSciTech 2004; 5 (2): Article 27.

[148] Evora C, Soriano I, Rogers RA, Shakesheff KM, Hanes J, Langer R. Relating the phagocytosis of microparticles by alveolar macrophages to surface chemistry: the effect of 1, 2 - dipalmitoylphosphatidylcholine. Journal of Controlled Release 1998; 51 (2 - 3): 143 - 152.

[149] Yamamoto A, Yamada K, Muramatsu H, Nishinaka A, Okumura S, Okada N, et al. Control of pulmonary absorption of water - soluble compounds by various viscous vehicles. International Journal of Pharmaceutics 2004; 282 (1 - 2): 141 - 149.

[150] Yamada K, Kamada N, Odomi M, Okada N, Nabe T, Fujita T, et al. Carrageenans can regulate the pulmonary absorption of antiasthmatic drugs and their retention in the rat lung tissues without any membrane damage. International Journal of Pharmaceutics 2005; 293 (1 - 2): 63 - 72.

第 8 章

吸入产品的药物开发研究

Gaia Colombo[1], Chiara Parlati[2,3], and Paola Russo[4]

[1]*Department of Pharmaceutical Sciences, The University of Ferrara, Ferrara, Italy*

[2]*Department of Pharmacy, The University of Parma, Parma, Italy*

[3]*Novartis V&D, Technology Development, Siena, Italy*

[4]*Department of Pharmaceutical and Biomedical Sciences, The University of Salerno, Fisciano, Italy*

8.1 引言

与最小试错法不同，一个系统的药品开发流程（也称为"质量源于设计"，QbD）包括已有知识运用，实验性设计结果，质量风险管理措施及药品生命周期内的药物警戒。这种系统化的方法，通过在产品开发过程中对处方及生产工艺的不断深入了解和持续改进来提高最终的质量。因此，一个吸入产品的质量必须在产品和生产工艺的开发过程中构建，以满足患者的需求和产品性能要求。

药品生命周期中的药物开发阶段（从理念到市场）是指设计药品和生产工艺，以期稳定地提供预期的质量和性能[1,2]。一个吸入药品由至少一种活性药物成分（API），一些辅料——用于 API 处方和药品生产，和一个主要容器（容器封闭系统）组成。产品的质量和性能是所有元素"组装"后集成和（或）交互作用的结果。然而，必须强调的是，一旦到患者和医疗专业人员手中，吸入产品的性能很大程度上受其操作、使用和储存方式的影响。

对于每一种吸入产品，监管机构（EMA，FDA）颁布的药典或指导原则列出了其必须符合的表征其特性的各项指标，以确保有效性和安全性。产品特性，一且确定和说明，就将作为质量标准而放入产品注册档案的主要章节（通用技术文件，CTD）。

在药物开发阶段，通过合理的设计，对产品的特性进行初步的研究和确认。这些特性包括对产品质量至关重要的原料药、辅料、处方、剂型、容器封闭系统、微生物特性、生产工艺及使用说明。在药物开发过程中，须研究每一个关键处方属性和工艺参数的变化对药品质量的影响程度。

在考虑吸入产品所需的特殊研究之前，应明确，对于所有药品，正确的药物开发策略聚焦于以下几方面：

- 药品的组分（原料药和辅料）；
- 药品（处方开发、过量投料、理化和生物特性）；
- 生产工艺开发；
- 容器封闭系统；
- 微生物特性；
- 推荐的储存温度下，推荐的使用效期内与稀释剂的相容性（如沉淀、稳定性）。

须对原料药和辅料进行充分研究，以确定任何可能影响药品活性、安全性、稳定性、生物利用度和可生产性等方面的因素。应评估原料药的理化和生物特性，如溶解度、水分含量、固体状态、粒径、渗透性、生物活性及其与辅料或其他原料药的相容性。还应评估与它们功能相关的辅料的类型、浓度和性质。这些试验旨在证明在药品效期内，如溶剂、抗氧化剂、润滑剂、渗透增强剂、控释剂等发挥预期功效的能力。

对于药品，处方开发须考虑对预期临床用途和给药途径至关重要的属性。对原料药、辅料、容器封闭系统、计量装置和生产工艺的特性进行持续开发优化，这些研究最终会将处方从初始概念演进到最终设计。在此阶段，基于安全性和有效性，确定并证明过量投料（即成品中原料药的含量高于标示剂量）的合理性。可以通过过量投料的方式补偿在生产或产品使用过程中预期的原料药的损失［如定量吸入气雾剂（pMDIs）和干粉吸入剂（DPIs）中标示的剂量数］。

药品开发研究中需要对与产品安全和性能相关的理化性质和生物特性，包括处方属性和可生产性进行研究。例如，需要建立试验方法对吸入产品的可吸入比例（微细粒子质量）进行研究。

容器封闭系统的选择依据基于药品类型及在储存和运输情况下装置的适用性（与内容物的相容性）。在这方面，需要进行特殊的研究以证明关键包装材料的选择合理性，证明容器的完整性和封闭性。如果容器封闭系统包含一个定量装置（如DPI），则要求进行研究以证明在模拟患者使用产品的试验条件下，递送的产品剂量准确且可重复。

最后，在药物开发过程中，必须考虑药品的微生物属性，包括非灭菌产品的微生物限度、防腐剂系统的有效性和安全性、无菌保持和模拟患者使用条件下的微生物挑战试验。

生产工艺的开发首先应考虑关键处方属性和可选用的生产工艺，以选择合适的工艺组成和设备。这要求确定任何应监控或控制的关键工艺参数，以确保产品具有所需的质量。一般来说，考虑到批次的可变性，开发研究应在多个批次的产品中进行。

综上所述，药物开发研究结果与生产控制相结合共同创造了所谓的"产品设计空间"，即输入变量（材料属性和工艺参数）和输出变量（产品质量响应）的多维组合/交互。在设计空间内的产品波动情况将持续受到控制。

收集的数据将用于支持拟定产品的质量标准，并对生产的每批产品进行常规检测。此外，开发研究也应确保那些非常规检测项目的产品特性也得到充分的研究。

8.2　吸入产品的药物开发研究

吸入药品是指"拟将药物递送进入肺部或鼻腔黏膜，以期发挥局部或系统性作用的人用药品"[3,4]。这种相对复杂的给药方法是典型的组合产品，包括处方和递送装置（图8.1）。这两个相互结合的部分"共同作用"影响着疗效。

只要活性物质以预期剂量进入呼吸道并沉积在呼吸道黏膜上，吸入治疗就可实现。一经沉积，固体原料药溶解，被局部吸收，在局部发挥作用或分布于全身[5,6]。当使用者触发给药装置时，药物制剂被转化成可吸入的液滴或固体颗粒气溶胶，气溶胶跟随吸气进入气管。气溶胶颗粒/液滴的粒径分布是决定其在气道中沉积部位的关键特性。

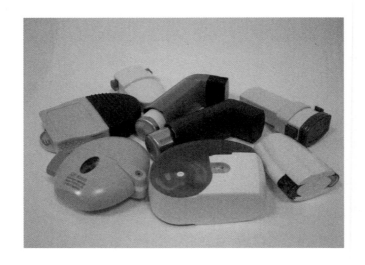

图 8.1　pMDI 和 DPI 吸入产品

授权自：意大利帕尔马 Chiesi Farmaceutici

与特定制剂匹配的吸入递送装置负责生成适当的气溶胶。此外，对于多剂量产品，递送装置在被触动时还负责剂量计量并从装置中释放定量的药物剂量。剂量的计量和气溶胶的发生是吸入剂所特有的两个步骤，也是相关开发研究的重点。监管机构对释出剂量（即从装置中释放并可供患者吸入的药量）和气溶胶粒径分布（即气溶胶的可吸入性和在气道中沉积的位置）有专门要求。

吸入产品主要分为四类：pMDI、DPIs、喷雾剂（单剂量或多剂量）和定量喷雾剂（MDNs）。DPIs 可进一步分为装置触发时计量剂量型或生产时预先计量剂量型。

pMDIs 由原料药在液体抛射剂中形成的混悬型或溶液型处方所组成，储存于计量阀门密封的金属罐中，处于较高压力之下（图 8.2）。当计量腔开启时，这种内部压力提供了递送和雾化药物剂量所需的能量；抛射剂迅速蒸发，所生成的固体或液滴气溶胶（取决于处方）被患者吸入[7]。

DPIs 递送至肺部的是固体粉末[8,9]。这种粉末一种情况是微粉化的原料药，更常见的情况是微粉化药物和较大的载体颗粒（如乳糖）的混合物。在这两种情况下，粉末均通过一个装置递送，其递送和雾化的能量来自患者通过该装置吸入时的吸气流。

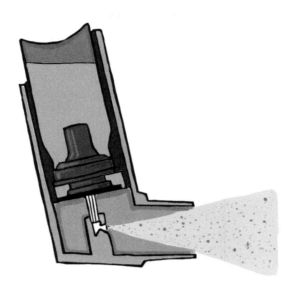

图 8.2 pMDI 触发雾化工作示意图

供吸入用的液体（溶液或悬浮液）在使用时，需要与雾化装置（雾化器）相结合。雾化器的设计和雾化机制会影响液滴粒径分布、递送速率和递送总量。由于制剂和装置通常是独立开发的，而且市场上有各种不同的雾化器，因此，实际递送给患者的剂量具有不确定性，而且变化很大。然而，近年来在这一领域以水溶液作为气溶胶载体的雾化技术正在被人们重新认识[10]。

鉴于吸入产品的多样性以及正确使用和有效性方面的复杂性，吸入新药的开发需要研究和理解许多因素。表 8.1 复制于 EMA 指南，提供了在药物开发过程中表征吸入产品特性所需的检测项列表[3]。

如表 8.1 所示，不是每种产品都需要进行所有的检测。其中一些仅适用于特定产品（如 pMDIs 的低温性能），一些取决于特殊的使用说明（如混悬产品的振摇要求）。可以将这些药物的开发研究细分为三大类：

（1）关于处方、递送装置及其组合方面证明产品性能的研究。

（2）患者使用时产品性能的研究（处理、使用、储存）。

（3）额外的特殊开发要求。

表 8.1　吸入产品的药学开发研究项目［白色区域：关于处方、吸入装置及其组合方面证明产品性能的研究项目；深灰区域：患者使用时产品性能的研究项目（处理、使用、储存）；浅灰区域：额外的特殊开发要求项目］

药学开发研究项目	pMDIs	DPIs 吸入器定量	DPIs 预定量	喷雾剂 单剂量	喷雾剂 多剂量	非压力定量吸入剂
a 物理性质	是 *	是	是	是 *	是 *	是 *
b 最小装量判定	是	是	是	是	是	是
c 可提取物/浸出物	是	否	否	是	是	是
d 储药罐的递送剂量均一性和微细粒子剂量	是	是	是	否	否	是
e 患者不同吸气大小对递送剂量均一性和微细粒子剂量的影响	否	是	是	否	否	否
f 加装储雾罐的微细粒子剂量	是	否	否	否	否	是
g 单剂量微细粒子质量	是	是	是	否	否	是
h 颗粒/液滴粒径分布	是	是	是	是	是	是
i 驱动器/口含器中的药物沉积	是	是	是	否	否	是
j 药物递送速率和递送总量	否	否	否	是	是	否
k 振摇要求	是 *	否	否	是 *	是 *	是 *
l, m 初始及再启喷要求	是	否	否	否	否	是
n 清洁要求	是	是	是	否	否	是
o 低温性能	是	否	否	否	否	否
p 温度循环后的性能	是	否	否	否	否	否
q 环境湿度的影响	是	是	是	否	否	否
r 耐用性	是	是	是	否	否	是
s 吸入递送装置开发	是	是	是	是	是	是
t 防腐效果/功效	否	否	否	是 * *	是 * *	是 * *
u 相容性	否	否	否	是	是	否

* 适用于混悬剂；* * 若有防腐剂存在时

8.2.1　处方、递送装置及其组合方面的研究

物理性质

原料药和辅料的物理性质会影响产品的安全性和有效性。这些性质包括溶解度、粒径大小和形态、密度、表面粗糙度、电荷和晶型[11-13]。例如，原料药在 pMDI 液化抛射剂中的溶解情况会对气溶胶的粒径产生影响[14,15]。事实上，如果制剂是混悬型的，则阀门触动时所生成的气溶胶是由包含着固体药物颗粒的抛射剂液滴组成，其粒径大小在生产时已经确定。随着抛射剂的挥发，固体药物颗粒显露出适合于吸入和在气道沉积所需的最初粒径大小。相反，如果是药物溶液被揿出，将因抛射剂的挥发而产生固体药物颗粒，其大小（和形状）将取决于抛射剂蒸发速度、助溶剂的存在与否、药物溶解度等。显然，必须控制这个最后过程，以确保新形成的药物颗粒的大小特性和结晶度满足吸入（可吸入性）的要求。

空气动力学直径（d_{ae}）是颗粒大小、形状和密度的综合体现。这个当量径等效球体的直径描述了气溶胶颗粒在吸入气流中飞行、进入气管和在特定部位沉积的能力[16,17]。因此无论对辅料还是药物，大小、形状和密度决定了固体颗粒的空气动力学行为。此外，对于吸入干粉，颗粒大小、形状和密度会影响粉末的流动和填充特性。粉末的这些基本的和衍生的特性会显著影响制剂的生产（药物/载体混合、多剂量 DPIs，胶囊或单剂量泡罩的填充）和产品的使用（剂量的计量、从计量腔/胶囊的揿出，雾化）。

为了可吸入和可肺部沉积，用于吸入的药物颗粒必须经过微粉化处理，使其空气动力学直径在 $1 \sim 5 \mu m$ 范围内。然而，颗粒物的较小粒径会使它们的流动性变差，吸附力变强，容易聚集。这些缺点使得制剂在生产过程中，胶囊或泡罩填充准确剂量的步骤变得复杂。需要知道，用于吸入的活性物质的剂量通常很低（微克到毫克范围）。此外，吸附性粉末可能仅有部分从吸入器中释出并被雾化，从而导致有部分剂量实际无法给到患者。同样，如果微粒形成不同大小的聚集体，则粉末的可吸入性和沉积将发生变化，对药物的生物利用度会产生不可预测的影响。

这就是为什么要使用不同方法来改变所吸入粉末的物理性质，以改善其流动性的原因[18-20]。例如，许多 DPI 处方含有微粉化药物和较大乳糖载体颗粒的混

合物，见图 8.3。

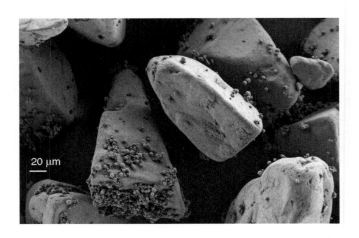

图 8.3　有序混合的乳糖载体颗粒和微粉化药物的扫描电镜缩微照片

授权自：意大利帕尔马大学药学院 Dr Francesca Buttini

　　载体颗粒可改善制剂的粉体处理、剂量计量和雾化发生过程[21]。由于吸入气流的湍流作用，吸气后混合物立即被分离：微粉化的药物颗粒进入气道，而载体颗粒沉积在口腔中。

　　除了有序混合物之外，人们还设计了高度可吸入的"工程粒子"，即通过改变它们的几何大小、形状和密度来确定它们的空气动力学粒径。

　　无论选择何种技术，药物颗粒的物理性质，如大小、形状、密度和粗糙度，都必须在药物开发过程中通过适当的分析检测试验（如激光散射、电子显微镜、原子力显微镜等）进行评估。

　　最后，当吸入固体气溶胶时，活性成分物质必须在沉积部位溶出才能体现出生物活性。因此，物理表征还必须考虑溶解度和晶型，因为这些特性可能影响溶出速率。

最小装量判定

　　吸入剂包括单剂量和多剂量产品。对于多剂量产品，可以在生产过程中预先定量分包，也可以在使用时由装置计量。多剂量产品的典型例子是 pMDIs 和定量 DPIs。它们能精确地计量出每揿所规定的单位剂量。每个储药罐的有效剂量数必须在产品标签上注明。在产品使用过程中，该装置通过剂量计数器向患者指示还有多少剂量可供使用[22]。装到储药罐中的制剂总量（液体或固体）必须足以提供标示的揿次，需要在药品开发过程中进行确定。单个储药罐的最小填充量，应确保在标示的剂量总数范围内（尤其是当储药罐几乎为空时最后递送的那些剂量）的每个剂量都符合药品质量标准中对递送剂量均一性和微细粒子剂量的限度要求（见以下章节）。

因此，在产品开发期间，应进行研究以证明所采用的单个储药罐最小填充量的适用性。研究应证明，所用填充量是递送所有标示剂量所需的最小装量。为了保证最后剂量的均一性而额外添加的量，不得诱导患者在递送最后的计数内剂量后延长使用。

对于预先定量的 DPIs 和雾化用产品，每单位剂量由制造商预先定量包装到适当的容器（胶囊、泡囊、小瓶、安瓿）中，并且包装盒中单个容器的数量决定了标示剂量数。在这种情况下，应精确胶囊或小瓶内的填充体积和（或）重量，使其符合质量标准中对递送剂量均一性和微细粒子剂量的要求。

可提取物/浸出物

研究可提取物和浸出物情况，旨在评估处方和容器封闭系统之间的任何可能的物理化学相互作用[23]。内容物和容器之间的直接接触可能导致容器中的"外来"物质出现于药品中。在最坏的情况下，容器（或容器的一部分）中的物质会掺到药品中，并表达出毒性。在这方面，与其他药物类别（如外用、口服）相比，监管当局对吸入产品要求更高，因其直接向肺部递送，具有更高的毒性风险。

一般定义，"可提取物"是指容器封闭系统中存在的所有潜在可被提取出的化合物，而与所加入的药品无关。这表示可提取物是构成容器密闭系统所用的材料如塑料、橡胶等的特殊问题。"浸出物"是指在效期内，正常储存条件下，可迁移进药品中的部分可提取物。给定某个容器密闭系统，则对于每种药品制剂来说浸出物将是特定的。

在各种类型的吸入产品中，pMDIs 中发生相互作用的可能性最高，因为抛射剂和助溶剂可将阀门或罐涂层中的有机物提取到制剂中。因此，在 pMDI 开发过程中，评估和量化痕量（即百万分之一或十亿分之一）的浸出物是一项基本要求。这个问题与 DPIs 制剂关系不大，因为固体之间不太可能发生相互作用。

包装材料应在产品开发早期阶段进行选择，特别是对于由容器封闭系统包装和递送制剂的吸入产品。对于药用辅料的容器和密闭系统，药品生产商可采用药典或非药典标准的塑料和橡胶材料。药典标准的材料在官方药典中有描述。为此，生产商（或容器制造商）应负责保证和证明其符合预期用途相关的质量标准（包括可提取物质的限度）。然而，提供容器封闭系统适用性的理由和证据是药品申请人的责任。对于为某个制剂所选定的容器密闭系统，需要确定其所使用的药典标准塑料和橡胶材料的浸出物情况。

对于与制剂接触的非药典标准材料（如阀门），药品申请人需要明确可提取物情况，并提供研究的具体条件/结果（如所用溶剂、温度、储存时间）。此外，重要的是要确定可提取物是否也是浸出物，即在产品保质期结束或达到平衡点时是否会出现在制剂中。

如果某个物质以浸出物的形式出现，则应对其进行鉴别并进行适当的安全性评估，获得安全阈值。但典型的浸出物"污染"处方的水平是痕量的，要对其进行准确鉴别和定量分析，程序可能非常复杂。相比之下，可提取物在包材中按重量计约含有千分之几到百分之几，因此可以更容易地检测并得到阳性结果。

储药罐的递送剂量均一性和微细粒子剂量

递送剂量是指装置触发时以气溶胶雾团形式从吸入器中释放的可供吸入的药量。

雾化制剂的可吸入性通过用级联撞击器进行空气动力学粒径检测来评估（见第 6 章）。吸入制剂必须确保在递送剂量下吸入的气溶胶颗粒有足够的药量进入肺部。这部分递送剂量称之为微细粒子剂量，它代表可在肺部沉积的气溶胶颗粒的量（空气动力学粒径 $<5\,\mu m$）[24]。

由于吸入器所产生的气溶胶是各种颗粒的集合，它们的大小不可能完全相同；相反，它们将在微米范围内呈现出或宽或窄的粒径分布。微细粒子剂量基本上代表了吸入产品的可吸入剂量。开发研究的目的是通过增加吸入后实现肺部沉积的颗粒比例来提高吸入产品的可吸入能力。在新药开发过程中，应对递送剂量和微细粒子剂量进行详细的研究，以保证其与药品申请时的一致性[25]。应尽量减小递送剂量和微细粒子剂量之间的差异。

递送剂量均一性试验是对装置触发一定次数，将释出的样品定量收集到特定的取样装置中（见第 6 章），然后通过适当的分析方法（如高效液相色谱法，HPLC）对样品中的药物量进行定量。此试验通常采用最小递送剂量进行，在某些情况下，使用多次触发所释出的剂量进行。

储药罐使用周期的递送剂量和微细粒子剂量研究，应包括从初始剂量至标示的最后剂量。无论容器是 100% 满、半空还是接近耗尽时，产品的性能都必须保持一致。一般来说，至少应对 10 个剂量进行分析检测，这些剂量要从罐内开始段、中间段和结束段分别采样。

对于首次使用前需要启喷的产品，必须研究并制定启喷流程，以确保第一剂释出剂量的一致性。处理和检测产品容器的方式须与患者使用时相同。须要考虑储放方向、清洁说明和剂量间隔。此外，需研究标示最后剂量和最后用尽剂量之间的剂量情况。其根本原因是要研究偶发情况下，使用的产品超过标示剂量数时的衰减特性（如果产品具有防止这种误用机制，则可不进行此项研究）。

所有设计为每揿定量递送剂量的吸入产品（即不适用于喷雾剂产品），都需要进行递送剂量均一性和微细粒子剂量研究。

患者不同吸气大小对递送剂量均一性和微细粒子剂量的影响

必须研究递送剂量均一性和微细粒子剂量，以确定在产品使用过程中可能影响它们的所有变量。一个主要变量是患者的呼吸能力，以吸气流速表示。

对于喷雾剂和 pMDIs，雾化器和抛射剂负责雾化与递送，而吸气气流仅须捕获所释出的气溶胶。因此，患者的呼吸能力对于递送均一性和微细粒子剂量不是问题，它们只取决于装置的作用机制。因为产品开发是在固定的气流速度下通过测量仪器进行的。

与此相反，对于 DPIs 来说，气溶胶雾化和递送所需能量由患者通过该装置的吸气动作提供。由于呼吸能力和呼吸速率因人而异，必须解决影响产品性能的这种变化来源[26]。因此，对于 DPIs，递送剂量均一性和微细粒子剂量研究必须在预期患者群体通过递送装置可达到的吸气流速范围内进行。在确定实验条件时，装置本身也是一个需要考虑的变量，因为它的设计决定了通过它吸气时所产生的阻力。因此，对每个装置而言，28 ～ 100L/min 范围的流速（最小、中位数和最大可实现值）都必须予以确认，并根据临床或文献数据对流速进行调节。如果最小流速不足以产生可接受的递送剂量，则应向医疗专业人员提供关于吸气流速对产品性能影响的相关信息。

加装储雾罐的微细粒子剂量

储雾罐是一个安装在递送装置驱动器出口处的腔体，可降低气溶胶释放速率，方便患者使用（图 8.4）。储雾罐对微细粒子剂量影响的研究，仅适用于含有这类附件的 pMDIs。储雾罐可以帮助患者，尤其是儿童和老年人，同步装置的触发与吸气动作[27,28]。

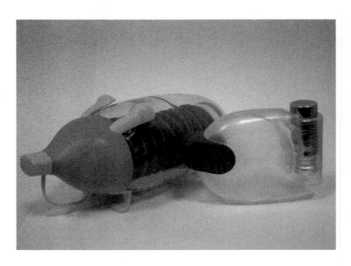

图 8.4 适用于儿童（左）与成年人（右）的储雾罐

授权自：意大利帕尔马 Chiesi Farmaceutici

如果使用储雾罐，释放的剂量将在连接发生装置和患者口腔的储雾罐腔内雾化。这样，无须加强装置触动和患者吸气之间的协调性，同时也避免了产品泄漏到环境中。然而，与直接释放到口腔中的相同剂量相比，储雾罐的存在可能会改变微细粒子剂量。因此，应在有无储雾罐的情况下分别进行微细粒子剂量检测，以确定储雾罐使用相关的说明。由于储雾罐必须进行清洁以供连续使用（如每周清洁 1 次），因此清洁前和清洁后都应进行研究。此外，由于患者在有储雾罐情况下吸气行为不同（例如，吸气稍微延迟 1~2 秒，潮式呼吸），因此应调整程序以模拟这一情况。

单剂量微细粒子质量

原则上，微细粒子质量的评估应以说明书规定的最小推荐剂量进行。这将确保患者在接收到每个最小剂量时的剂量均一性。但是，从技术角度来看，这并不总是可行的，如当最小剂量非常低（每揿几微克）且分析方法不够灵敏时，在这种情况下，对于常规检测可允许使用大于最小推荐剂量的样本量。这样可避免由于分析方法的准确性和重现性差而产生异常的检测结果。

出现这种情况时，药物开发需要证明使用常规样本量所得的结果与使用最小推荐剂量获得的结果相同。单剂量微细粒子质量的这个特殊研究应采用与常规微细粒子质量检测相同的分析方法，不得修改，但为了适应减少的样本量进行的修改情况除外。如为了增加待检药物的量和克服分析方法灵敏度差的缺点，可以将撞击器各级中的样品汇集在一起后再进行分析测定。

研究结果应与未经修改的常规方法所测定的相同批次的结果进行比较。如果观测到差异，则要求药企评估其意义并为实际的不等效性提供说明。同样，如果由于任何原因，未对实际单次剂量（例如，对于非常低剂量的产品）进行微细粒子质量试验，则需要提供理由。喷雾剂产品不需要进行这种检测，因为最小推荐剂量的概念不适用于这些产品。

颗粒/液滴的粒径分布

粒径分布决定着吸入气道内的药物气溶胶的沉积机制和水平，最终影响治疗的成功与否[29]。

对吸入装置（结合特定制剂）产生的液体或固体气溶胶的粒径分布进行评估，适用于所有产品类别。根据 EMA 吸入产品质量指导原则[3]，确定撞击器每层级上沉积的药物剂量比例及其粒径分布，可以完整描述体内研究［关键、临床和（或）比较］中所使用产品的空气动力学特性。临床的批次和商业化批次样品应提供粒径分布数据，即使产品质量标准常规检测对此项并无要求。

这种体外开发研究有助于为产品建立一个质量标准体系，但要谨记，与体内吸入过程相比，撞击器及其试验条件极大简化了整个过程[30,31]。

对于 pMDIs 和 DPIs，粒径分布通过级联撞击器测定。这些仪器测定的是"空气动力学大小"，是这些颗粒的物理大小（"几何大小"）的函数，也是其密度和形状的函数。

使用级联撞击器进行粒径分析，结果将展示每层级上沉积了多少药物，与粒径成函数关系。建议计算每级回收的实际药物质量和给定级截止直径以下层级的累积质量，而不是递送剂量的百分比。因为后者可能掩盖了递送剂量的波动情况。

以小于规定截止直径的累积百分比与截止直径做图，可以计算质量中值空气动力学直径（MMAD）和几何标准偏差（GSD）。

对于雾化器，液滴粒径分布可以使用级联撞击器测定，或者通过激光衍射测定。要注意，改变分析方法可能导致同一产品的结果有所不同[32]。

驱动器/口含器中的药物沉积

驱动器和口含器是 pMDIs、DPIs 和非压力 MDIs 的组成部分[33]。它们负责驱动阀门从 pMDI 制剂中释放药物，并在 DPI 每次吸入之前加载新剂量。它们被设计成适合患者口腔的规格，通常由塑料制成。

由于从 pMDIs 储药罐或 DPIs 的胶囊/泡罩/计量室中释放的气溶胶剂量在进入患者的口腔之前需要经过驱动器/口含器，因此，确定在这些部分的药物沉积量是很重要的。这部分药量是给药中的损耗，患者无法吸收，因此，在说明书上标明从阀门释放的剂量（递送装置外）时应考虑到这个损耗，最终的阀门外释放剂量才是递送剂量。

递送装置的开发

我们知道，对于吸入产品来说，制剂和递送装置必须匹配，对成功给药而言两者同等重要[34]。因此，必须仔细阐述与制剂相结合的递送装置的开发情况。在制剂和（或）装置方面的任何微小改变，都需要对产品关键性能参数进行重新评估。无论在装置设计（如部件材料、驱动器形状）和（或）成品生产工艺中实施了什么变更，都应讨论其对产品性能特性的影响（如递送剂量、微细粒子剂量等）[35]。

例如，对于装置定量的 DPIs（图 8.5），开发该装置意味着需要评估和防止多次给药剂量的错误计量及其随后被患者吸入的情况。所有多剂量装置应包括一个计数器或填充指示器，当已递送完毕总标示剂量时，需要给予患者一个清晰的指示。

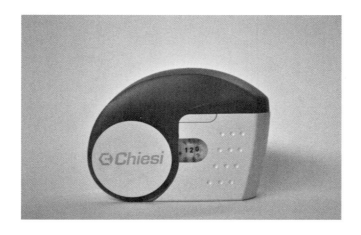

图 8.5　NEXT™型 DPI

授权自：意大利帕尔马 Chiesi Farmaceutici

如果装置是呼吸驱动的，厂商应证明所有目标患者人群都可以触发气溶胶药物递送，必须提供触发机制的详细特征。

8.2.2　患者相关的产品性能研究（处理、使用、储存）

正如我们所看到的，许多变量影响着吸入产品治疗的成功率。事实上对某些患者来说，由于产品的复杂性，给药操作可能是"不友好的"。显然，恰当的性能取决于产品的耐用性，但也取决于用户（患者）如何使用它（图 8.6）。任何完美的药物，如果患者不能正确地使用或护理，都可能导致给药失败[36]。为了确保准确的药物剂量到达患者气道，各个方面的问题都必须予以考虑。

清洁要求

建议在使用过程中定期清洁吸入装置，装置说明书应提供清洁方法和频率方面的指导。这对雾化器尤其重要，因为它们有成为微生物感染载体的风险[37,38]。这一点也与 pMDIs 和 DPIs 有关，因为产品在触动器或口含器处的沉积会影响后续剂量的递送。在药物开发过程中，需要研究清洁触动器对递送剂量均一性、微细粒子剂量和液滴粒径分布的影响，以确定清洁要求和说明。

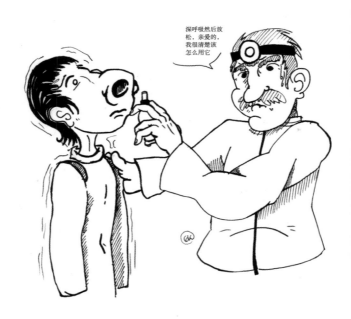

图 8.6　吸入产品使用示意图

　　这些研究应在产品常规使用条件下进行（如启喷、给药间隔和有代表性的剂量范围），以了解清洁操作与产品性能之间的关系。

低温性能和温度循环后的性能

　　对于 pMDIs 来说，将产品暴露于非推荐储存温度可能会引发问题[39]。这与其处方中含有液化抛射剂有关，抛射剂的蒸汽压取决于产品在储存或使用时的温度。抛射剂的蒸汽压决定着制剂的药物递送和雾化所需的内部压力。温度的显著变化可能会改变内部压力，从而导致递送剂量和微细粒子剂量产生变化。另外，在低温条件下抛射剂在气溶胶发生时蒸发的速率可能不同，从而引起气溶胶粒径的改变。

　　基于这些考虑，在开发过程中，应研究低温储存对产品性能的影响。该研究应将容器在低于冰点（0℃）的温度下，以不同方向储放至少 3 小时。然后对样品进行检测，以确定样品发生剂量达到递送剂量均一性和微细粒子质量检测中的质量标准所需的撤压次数。如果发现在低温下产品性能不佳，则要求进行另一项研究来确定需要使用的方法和预热容器所需的时间，以获得足够的性能（该信息应包含在使用说明中)。如果未进行此项研究，在任何情况下，都应向医疗专业人员和用户提供有关低温的说明。

最后，温度循环可能影响处方的稳定性：如果处方为溶液，则已溶解的药物可能会在低温下因溶解度的降低而析出。

同样，应检测在推荐储存条件(以不同方向储放)和低于冰点(0℃)之间进行温度循环试验后的产品性能情况。此外，对于混悬液，温度循环试验还应在推荐储存条件和高温(如40℃)之间进行，因为高温可能会影响稳定性(已分散部分的粒径大小，溶解度)。每个条件下的放置时间应至少为24小时。

温度循环后，应肉眼检查容器是否存在任何明显缺陷，并检测产品的泄漏率、重量变化、递送剂量均一性、微细粒子质量、有关物质(降解产物)和水分含量。

环境湿度的影响

在药品开发过程中，应研究环境湿度对产品性能的影响，因为成品可能会在不受控制的湿度条件下储存和使用。湿度的影响与 DPIs 尤为相关，因为未充分保护的干粉能从大气中吸收水分。吸收水分会导致粉末聚集，进而影响粒径大小、流动性、剂量的计量和药物的稳定性[40]。

对于将粉末装入胶囊中的预定量的产品，因为胶囊必须在递送前通过穿刺打开，所以考虑胶囊在不同湿度下的脆性也很重要。非常干燥的空气可能导致胶囊部分破裂，从而导致粉末在递送前或递送过程中在装置内损失。

对于 pMDIs，也需要进行湿度相关研究，因为水分可通过阀门进入，这取决于处方和阀门的类型。以乙醇作为助溶剂与液化抛射剂混合的制剂比不使用乙醇的制剂更容易吸收水分。如果水分进入罐内，会导致制剂的化学或物理性能不稳定(分别为溶液型和混悬型情况下)[41]。

耐用性

即使在市场上销售的每个吸入产品有自己的使用说明，也不能保证所有患者都能正确使用它(图 8.6)。因此，厂商需要模拟患者的使用条件研究产品性能[42,43]。正常使用应包括按照说明书所示的频率触动装置。此外，应评估使用期间随身携带、跌落或拆卸该装置所带来的影响，以及任何锁定机制的耐用性(以防止在递送完最后标示的剂量后误用）。

对于制剂为粉末混合物的 DPIs（如微粉化 API + 乳糖），还应将产品置于与正常运输和使用过程中发生的类似振动中，以检查产品的耐用性。如果振动影响混合物的均匀性，进而影响递送剂量和（或）微细粒子质量，则应讨论所观察到的变化对于产品安全性和有效性方面的意义。

8.2.3 额外的特殊研究

递送速率和递送总量（仅适用于雾化用产品）

本试验需要评估喷雾剂体内研究（关键、临床或比较）所用批次的完整的递送特性。为了解患者实际可获得的药物剂量，应使用经过验证的方法，以体内研究时选定的雾化装置和参数来评估药物气溶胶的递送总量和递送速率。

很明显，不能要求对每批产品都采用常规的方式进行此项试验，因为雾化用溶液是单独销售的，患者（或医护人员）可以在家中将其与任何一个雾化装置组合在一起使用。产品的性能可能很大程度上取决于所选的雾化器。而且，即使已知药物递送速率和递送总量，雾化治疗的效果仍将极大取决于患者是否准确遵循医生处方并恪守给药时间。

振摇要求（适用于 pMDIs 和喷雾剂）

对于所有混悬型液体制剂的产品来说，在使用前需要振摇，以避免沉淀或絮集而改变剂量均匀性。此项研究不仅为了证明提供给用户的振摇说明是充分的，也要检查（通过检测递送剂量均一性）过度振摇是否会导致起泡和给药不准确。

初始启喷和再启喷要求（适用于压力和非压力 MDIs）

容器的启喷包括启动装置，在患者第一剂药物前，初始喷射会浪费一定数量的剂量。初始启喷是必要的，因为在全新的产品中，初始的一些喷次的药物含量可能不准确（例如，因为内管和计量室是空的）。推荐的启喷次数应经开发研究提供支持，这一次数应足够使后续的剂量满足药品质量标准中对递送剂量均一性的要求。此项研究应采用在不同方向放置后的容器进行，而且在研究开始前确定并证明所需放置时间。

还应进行另一项研究，以支持产品在初始启喷后的闲置时间。这段时间过后，产品必须再次启喷一定次数，使装置再次符合质量标准中递送均一性的要求。同样，应考虑容器放置方向的影响，以及在容器寿命的不同阶段（即在递送了部分、一半或几乎所有标示剂量后）对产品进行检测的必要性。

有关初始启喷和再启喷的说明应提供给医疗人员和患者。

防腐效果/功效（适用于雾化用产品和非压力 MDIs）

对于含有防腐剂的产品，需要进行研究（挑战检测）以证明防腐剂系统的有效性/功效。应证明能有效抑制微生物生长，并使其处于可接受限度内所需的最低防腐剂含量。包装在容器中的多剂量水溶液制剂通常需要添加防腐剂，因为容器不能将其内容物与外部环境隔离，并且可能受到微生物污染。研究结果应证明在首次打开使用后及随后的保质期内，产品可被恰当地保存。

相容性（适用于喷雾剂）

如果产品在给药前需要进行稀释，则应证明在说明书中建议的所有可能的稀释剂及其稀释范围内药物处方与稀释剂的相容性良好。对于两种不同的雾化溶液混合液，也应评估其相容性[44,45]。评估的参数应包括沉淀、pH、液滴粒径分布、递送速率和递送总量。应使用长时间存放的样品进行此项研究，并且应对稀释后整个保存时间内的样品进行监控。

8.3　小结

显然，药物开发研究的目的是全面了解决定产品有效性、安全性和质量的药物特性。但产品的最佳性能取决于药物特性与使用者正确操作的完美结合（图8.7）。使用产品时对患者的操作要求与产品和治疗的复杂程度成正比[46,47]。

根据开发过程中收集的信息，医药企业可以确定最终药品的质量标准，即放行前须对每批次进行常规检测的成品所特有的性质列表。药品在放行和效期终点之间必须符合质量标准，这是对患者的质量保证。在药品开发过程中质量标准被逐步设计并赋予药品本身，并由医药企业全权负责，持续保持。

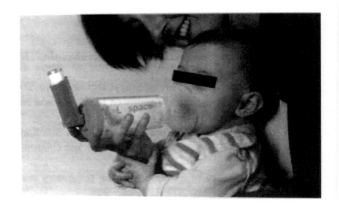

图8.7　对"特殊"患者的吸入治疗

授权自：意大利 Air Liquide Medical Systems S. p. A., Bovezzo
（BS）

致谢　作者在此感谢 Chiara Simoni 对图 8.2 和图 8.6 的绘制。

（李艳友　译）

参考文献

［1］　EMA. Note for Guidance on Pharmaceutical Development. EMEA/CHMP/ 167068/2004. 2006.

［2］　FDA. Guidance for Industry—Q8 Pharmaceutical Development. 2006.

［3］　EMA. Guideline on the Pharmaceutical Quality of Inhalation and Nasal Products. EMEA/ CHMP/QWP/49313/2005 Corr. 2006.

［4］　FDA. Guidance for Industry—Nasal Spray and Inhalation Solution, Suspension, and Spray Drug Products—Chemistry, Manufacturing, and Controls Documentation. 2002.

［5］　Traini D, Young PM. Delivery of antibiotics to the respiratory tract: an update. Expert O-pinion on Drug Delivery 2009; 6 (9): 897 - 905.

［6］　Carvalho RC, Carvalho SR, McConville JT. Formulations for pulmonary administration of anticancer agents to treat lung malignancies. Journal of Aerosol Medicine and Pulmonary Drug Delivery 2011; 24 (2): 61 - 80.

［7］　Bell J, Newman S. The rejuvenated pressurized metered dose inhaler. Expert Opinion on Drug Delivery 2007; 4 (3): 215 - 234.

［8］　Son YJ, McConville JT. Advancements in dry powder delivery to the lung. Drug Development and Industrial Pharmacy 2008; 34 (9): 948 - 959.

［9］　Friebel C, Steckel H. Single - used is posable dry powder inhalers for pulmonary drug delivery. Expert Opinion on Drug Delivery 2010; 7 (12): 1359 – 1372.

[10] Watts AB, McConville JT, Williams ROIII. Current therapies and technological advances in aqueous aerosol drug delivery. Drug Development and Industrial Pharmacy 2008; 34 (9): 913 – 922.

[11] Chan HK. What is the role of particle morphology in pharmaceutical powder aerosols? Expert Opinion on Drug Delivery 2008; 5 (8): 909 – 914.

[12] Yin SX, Grosso JA. Selecting and controlling API crystal form for pharmaceutical development—strategies and processes. Current Opinion on Drug Discovery and Development 2008; 11 (6): 771 – 777.

[13] Hickey AJ, Mansour HM, Telko MJ, Xu Z, Smyth HDC, Mulder T, et al. Physical characterization of component particles included in dry powder inhalers. I. Strategy review and static characteristics. Journal of Pharmaceutical Sciences 2007; 96 (5): 1282 – 1301.

[14] Dalby RN, Byron PR. Comparison of output particle size distributions from pressurized aerosols formulated as solutions or suspensions. Pharmaceutical Research 1988; 5 (1): 36 – 39.

[15] Steckel H, Wehle S. A novel formulation technique for metered dose inhaler (MDI) suspensions. International Journal of Pharmaceutics 2004; 284 (1 – 2): 75 – 82.

[16] Glover W, Chan HK, Eberl S, Daviskas E, Verschuer J. Effect of particle size of dry powder mannitol on the lung deposition in healthy volunteers. International Journal of Pharmaceutics 2008; 349 (1 – 2): 314 – 322.

[17] Telko MH, Hickey AJ. Dry powder inhaler formulation. Respiratory Care 2005; 50 (9): 1209 – 1227.

[18] Pingali KC, Saranteas K. Practical methods for improving flow properties of active pharmaceutical ingredients. Drug Development and Industrial Pharmacy 2009; 35 (12): 1460 – 1469.

[19] Jones MD, Harris H, Hooton JC, Shur J, King GS, Mathoulin CA, et al. An investigation into the relationship between carrier – based dry powder inhalation performance and formulation cohesive – adhesive force balances. European Journal of Pharmaceutics and Biopharmaceutics 2008; 69 (2): 496 – 507.

[20] Seville PC, Li HY, Learoyd TP. Spray – dried powders for pulmonary drug delivery. Critical Reviews in Therapeutic Drug Carrier Systems 2007; 24 (4): 307 – 360.

[21] Young PM, Kwok P, Adi H, Chan HK, Traini D. Lactose composite carriers for respiratory delivery. Pharmaceutical Research 2009; 26 (4): 802 – 810.

[22] Wasserman RL, Sheth K. Real – world assessment of a metered – dose inhaler with integrated dose counter. Allergy and Asthma Proceedings 2006; 27 (6): 486 – 492.

[23] Norwood DL, Paskiet D, Ruberto M, Feinberg T, Schroeder A, Poochikian G, et al. Best practices for extractables and leachables in orally inhaled and nasal drug products: an overview of the PQRI recommendation. Pharmaceutical Research 2008; 25 (4): 727 – 739.

[24] Taylor A, Gustafsson P. Do all dry powder inhalers show the same pharmaceutical performance? International Journal of Clinical Practice, Supplement 2005; 149: 7 – 12.

[25] Chambers F, Ludzik A. In vitro drug delivery performance of a new budesonide/formoterol pressurized metered – dose inhaler. Journal of Aerosol Medicine and Pulmonary Drug Delivery 2009; 22 (2): 113 – 120.

[26] Martin GP, Marriott C, Zeng XM. Influence of realistic inspiratory flow properties on fine

particle fractions of dry powder aerosol formulations. Pharmaceuticals Research 007; 24 (2): 361 - 369.

[27] Lavorini F, Fontana GA. Targeting drugs to the airways: the role of spacer devices. Expert Opinion on Drug Delivery 2009; 6 (1): 91 - 102.

[28] Smyth HD, Beck VP. The influence of formulation and spacer device on the invitro performance of solution chlorofluorocarbon - free propellant - driven metered dose inhalers. AAPS PharmSciTech 2004; 5 (1): E7.

[29] Stein SW, Myrdal PB. A theoretical and experimental analysis of formulation and device parameters affecting solution MDI size distribution. Journal of Pharmaceutical Sciences 2004; 93 (8): 2158 - 2175.

[30] Mitchell J, Newman S, Chan HK. In vitro and in vivo aspects of cascade impactor tests and inhaler performance: a review. AAPS PharmSciTech 2007; 8 (4): E110.

[31] Newman SP, Chan HK. In vitro/in vivo comparison in pulmonary drug delivery. Journal of Aerosol Medicine and Pulmonary Drug Delivery 2008; 21 (1): 77 - 84.

[32] Waldrep JC, Berlisnki A, Dhand R. Comparative analysis of methods to measure aerosols generated by a vibrating mesh nebulizer. Journal of Aerosol Medicine 2007; 20 (3): 310 - 319.

[33] Kakade PP, Versteeg HK, Hargrave GK, Genova P, Williams R. C. III, Deaton D. Design optimization of a novel pMDI actuator for systemic drug delivery. Journal of Aerosol Medicine 2007; 20 (4): 460 - 474.

[34] Berger W. Aerosol devices and asthma therapy. Current Drug Delivery 2009; 6 (1): 38 - 49.

[35] Mitchell JP, Nagel MW. Oral inhalation therapy: meeting the challenge of developing more patient - appropriate devices. Expert Review of Medical Devices 2009; 6 (2): 147 - 155.

[36] Lavorini F, Magnan A, Dubus JC, Voshaar T, Corbetta L, Broeders M, et al. Effect of incorrect use of dry powder inhalers on management of patients with asthma and COPD. Respiratory Medicine 2008; 102 (4): 593 - 604.

[37] de Vries TW, Rienstra SR, van der Vorm ER. Bacterial contamination of inhalation chambers: results of a pilot study. Journal of Aerosol Medicine 2004; 17 (4): 354 - 356.

[38] Cohen HA, Kahan E, Cohen Z, Sarrell M, Beni S, Grosman Z, et al. Microbial colonization of nebulizers used by asthmatic children. Pediatrics International 2006; 48 (5): 454 - 458.

[39] Hoye WL, Mogalian EM, Myrdal PB. Effects of extreme temperatures on drug delivery of albuterol sulfate hydrofluoroalkane inhalation aerosols. American Journal of Health - System Pharmacy 2005; 62 (219): 2271 - 2277.

[40] Zeng XM, MacRitchie HB, Marriott C, Martin GP. Humidity - induced changes of the aerodynamic properties of dry powder aerosol formulations containing different carriers. International Journal of Pharmaceutics 2007; 333 (1 - 2): 45 - 55.

[41] Williams R. O. III, Hu C. Moisture uptake and its influence on pressurized metered - dose inhalers. Pharmaceutical Development and Technology 2000; 5 (2): 153 - 162.

[42] Nithyanandan P, Hoag SW, Dalby RN. The analysis and prediction of functional robustness of inhaler devices. Journal of Aerosol Medicine 2007; 20 (1): 19 - 37.

[43] Johnson GA, Gutti VR, Loyalka SK, O'Beirne KA, Cochran SK, Dale HM, et al. Al-

buterol metered dose inhaler performance under hyperbaric pressures. Undersea Hyperbaric Medicine 2009；36（1）：55 - 63.

[44] Akapo S, Gupta J, Martinez E, McCrea C, Ye L, Roach M. Compatibility and aerosol characteristics of formoterol fumarate mixed with other nebulizing solutions. Annals of Pharmacotherapy 2008；42（10）：1416 - 1424.

[45] Kamin W, Schwabe A, Kramer I. Inhalation solutions：which one are allowed to be mixed? Physico - chemical compatibility of drug solutions in nebulizers. Journal of Cystic Fibrosis 2006；5（4）：205 - 213.

[46] Rubin BK. Pediatric aerosol therapy：new devices and new drugs. Respiratory Care 2011；56（9）：1411 - 1421；disc. 1421 - 1423.

[47] Mitchell JP, Nagel MW. Oral inhalation therapy：meeting the challenge of developing more patient - appropriate devices. Expert Review of Medical Devices 2009；6（2）：147 - 155.

第 9 章

吸入剂的质量标准

Paolo Colombo[1], Francesca Buttini[1], and Wong Tin Wui[2]

[1] *Department of Pharmacy, The University of Parma, Parma, Italy*
[2] *Faculty of Pharmacy, Universiti Teknologi MARA, Puncak Alam, Selangor, Malaysia*

9.1　引言

最终药品的质量标准明确了每种药品必须体现的质量，以确保其满足安全性和有效性的要求。在药品开发和制造过程中，应对关键的质量特征进行充分研究并最终确定。

在市场授权申请档案中，作为通用技术文件（CTD）一部分的模块 3 中的"质量数据"单元（图 9.1）规定了市场准入的质量要求。此申请文件详细介绍了药用产品在保质期内必须遵从的定性和定量特征、试验步骤和接受标准。质量标准是最终药品接受一系列检查的接受限度，是药物开发过程中经对药品特征研究后的最终选择，对产品质量至关重要。在关键临床研究中使用的药物批次的质量特征决定了质量标准的范围[1]。

药品的保质期主要基于活性成分的含量（有效性）、可接受的分解产物、杂质水平（安全性）及药学特性的一致性（质量）。上市许可申请在产品批次放行的同时确定了质量标准的控制限度，以确保药品在保质期结束时的质量限度在标准范围内。药品生产时的质量规格可能与到期时不同。

吸入剂是将固体或液体的制剂装在递送装置中的药品，目的是将药物递送并沉积至呼吸道。吸入剂可以将一种或多种药物溶解或分散在适当的容器中，作为气溶胶递送到肺部，可为单剂量或多剂量、加压或非加压、定量或装置计量。

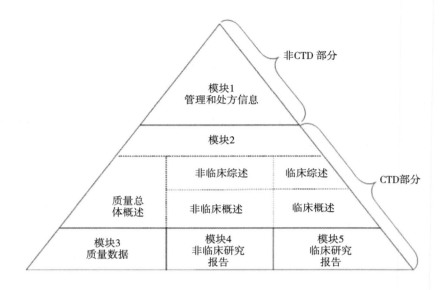

图 9.1　组织图式表示通用技术文件（CTD）

　　吸入剂的治疗效果取决于药物在肺预期部位的沉积效率，以及随后产生的局部和（或）全身效应。吸入剂的安全性和有效性受药物质量、用药方式及患者肺部生理和解剖特征的影响。定量吸入剂的递送剂量、实现推荐剂量所需的雾化次数及每个吸入器的雾化总次数必须在标签上注明，以确保治疗的安全、优质和有效。

　　药品管理机构规定了市场准入的吸入剂所需的质量检测试验和接受限度[2]。在欧洲，这一责任由欧洲药品管理局（EMA）人用药品委员会（CHMP）负责并与欧洲联盟（欧盟）成员国的主管当局和加拿大卫生部保持协商。这些质量标准经协调作为统一的科学性指导原则，包括了欧洲药典药品专论或同等文件的相关信息。指导原则统一了对吸入剂的质量、安全性和有效性等方面的验证与解读。同时，由于吸入剂范围较广，在制剂和不同吸入器的特性方面存在相当大的差异，因此这些指导原则也引入了一定的灵活性。

9.2　吸入剂的质量标准

　　不同吸入剂如压力定量气雾剂（pMDI）、储库型或预分剂量型干粉吸入剂（DPI）、单剂量或多剂量喷雾剂、定量喷雾剂（MDN），其制造工艺、容器封闭系统、药物和辅料均需要接受质量评估。

表 9.1 依照吸入剂的剂量、颗粒、化学和微生物特性列出了吸入剂的质量检查项目。这里列出的检查项目是欧盟要求的项目[2]和美国食品药品监督管理局（FDA）[3,4]额外强制要求的项目的结合。

表 9.1 吸入剂质量标准检查。浅灰色项目是参考文献［2］中列出的检验项目。＋：必须项；－：检验项可以免做。© EMEA 2006 http：//www. ema. europa. eu/docs/en ＿ GB/documentlibrary/Scientific＿ guideline/2009/09/WC500003568. pdf［Accessed 12th September 2012］

质量标准检查项目	MDI	DPI		喷雾剂		MDN
		定量	预计量	单剂量	多剂量	
说明书	+	+	+	+	+	+
剂量/含量						
检测/药物含量	+	+	+	+	+	+
降解产物	+	+	+	+	+	+
递送剂量均一性	+	+	+	−	−	+
平均递送剂量	+	+	+	−	−	+
药量均一性/剂量单位均一性	−	−	−	+	+	−
最小装量	+	+	+	+	+	+
每容器发生次数	+	+	−	−	−	+
泄漏率	+	−	−	−	−	−
失重	−	−	−	+	+	+
微生物特性						
微生物限度	+	+	+	+*	+	+
无菌	−	−	−	+**	−	−
防腐剂含量	−	−	−	+*	+*	+*
化学性质						
水分	+	+	+	−	−	−
浸出物	+	−	−	+	+	+
pH	−	−	−	+	+	+
渗透压	−	−	−	+	+	+

续表

质量标准检查项目	MDI	DPI		喷雾剂		MDN
		定量	预计量	单剂量	多剂量	
颗粒特性						
微细粒子质量	+	+	+	+***	+***	+
喷雾模式/喷雾形态	+	−	−	−	−	+
外来颗粒	+	+	+	+	+	+

* 适用于含防腐剂药品；** 适用于无菌药品；*** 适用于混悬药品

从批次放行之日起至保质期结束，吸入剂的质量属性不得超出批准的限度。因此，药品存储和管理条件应基于保持预期质量的需要。验收吸入剂所需的常见检查项目包括说明书、剂量/含量、微生物特性、化学特性和颗粒特性（表 9.1）

9.2.1　说明书

制剂和递送装置的说明书对于吸入剂确定至关重要，是产品完整性的指标。药物的药理作用和辅料功能也应在说明书中加以描述。说明书应包括制剂和吸入器的组成和外观，包括颜色、清晰度、粒径和形状。驱动器、内包装材料和其他可能影响药物递送的部件也必须描述。喷雾产品的内包装是容器封闭系统，吸入溶液采用半透明低密度聚乙烯安瓿瓶。

9.2.2　鉴别

根据标准品鉴别吸入剂中的活性药物成分，可通过使用带有紫外或红外光谱检测的色谱等技术，也可通过使用整合的互补色谱方法，如高效液相或气相色谱质谱联用等技术。应对药物盐型的对应游离盐离子进行鉴别。手性药物也应有鉴别方法。

9.2.3　药物含量

整个储药罐中的药量应使用稳定的分析方法进行检测。药物含量的常规接受偏差范围为放行批次标识量的 ±5%。

药物含量可以使用高效液相色谱或其他分析方法进行分析，这些分析方法可以检测降解的药物和制剂中药物浓度的变化。手性检查可用于确认在制造和储存过程中手性药物未发生明显消旋现象。

多剂量吸入剂的药物含量表示为每重量单位或体积单位的药量。单剂量喷雾剂溶液的药物含量定义为每剂量单位的药量[5]。

9.2.4 杂质和降解产物

药物降解产物是指在制造或储存过程中，在光、温度或 pH 等因素影响下，或与辅料及容器封闭系统发生化学反应而产生的杂质。

降解产物的含量可以用药物含量测定法，以药品中的药物含量为标准进行检查。或者，如果已知降解产物的成分，则可用标准品对它们进行定量。

已鉴别杂质和未鉴别杂质只要其含量 ≥0.1% 则必须报告。单个杂质和总杂质应分别设置接受限值。对于日剂量较高的吸入剂应采用更严格的阈值，因为大剂量药物的降解产物可能会影响药物的治疗[2-4]。

9.2.5 防腐剂含量

为了限制微生物生长，对于多次用药产品的解决方案是添加防腐剂。喷雾剂和 MDNs 需要以辅料形式加入防腐剂进行微生物控制，除非制剂本身具有抗菌特性。干粉吸入剂不需要防腐剂，因为固体产品中微生物生长的可能非常有限。雾化溶液和 MDNs 的防腐剂含量需要使用特定技术分析。药品防腐剂含量的接受标准应基于抑制药品微生物生长所需的防腐剂水平。

9.2.6 微生物限制

药品中存在微生物，可能会造成产品活性下降或灭活，从而影响患者健康。需要对吸入剂进行微生物检查，以限制制剂的生物负荷。对于吸入剂，限度标准表示为菌群形成单元（CFU）/g 或 CFU/ml，总有氧微生物计数为 10^2，总组合酵母/霉菌计数为 10^1。应检不出金黄色葡萄球菌、假单胞菌和耐胆汁革兰阴性菌。

微生物限度检查是在指定温度下和指定时间内将药品样品在适当的琼脂或肉汤培养基中培养，依据膜过滤、平板计数、表面铺展，或最大可能数等步骤进行。

大豆酪蛋白消化琼脂/培养基和沙氏葡萄糖琼脂是分别在总有氧微生物计数和总组合酵母/霉菌计数测定中使用的培养基。选择性琼脂用于特殊的微生物检测。在所有微生物检查中，如果药品制剂中存在抗生素，可添加中和剂去除其活性[6,7]。

9.2.7 无菌

提倡在无菌条件下生产单剂量喷雾剂产品，以符合无菌检查要求（在合适的培养剂中孵育产品样品14天，无微生物生长）。

液体巯基乙酸盐培养基和大豆酪蛋白消化琼脂培养基主要用于厌氧细菌、有氧细菌和真菌的培养。药物样品经膜过滤或直接接种于培养基。

经无菌检查检出微生物的概率随着产品样本数量和微生物生长准备状态而增加。无菌检查是一种破坏性检测，只检查取样的样品。因此，考虑到批次大小、每个容器的制备量、灭菌方法等，应采用适当的取样计划。在无菌生产的情况下，建议采集在批次开始和结束时生产的样品，以及重大生产干预后生产的样品[8]。

9.2.8 递送剂量均一性

递送剂量均一性检查根据药典方法或适当的经过验证的替代方法进行。接受限应与药典一致，应检查批内和批间的变异性。喷雾剂的平均递送剂量和递送剂量均一性无需评估。

必须研究定量吸入剂所递送剂量的均一性，因为剂量的可重复性受吸入器驱动程序的影响。

用于剂量采集的装置包括吸入器、口含器、装滤膜的采样器和真空泵（图9.2，从右到左）。真空泵产生的吸入气流速率为28.3L/min 或更高。

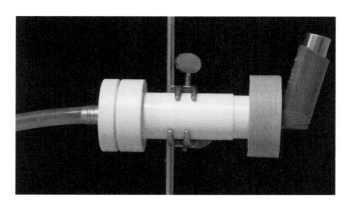

图 9.2　连接 MDI 的剂量采集装置（从左到右：真空泵连接、过滤器、样品收集器、适配器、MDI）

应对 10 个剂量的药品雾化发生后进行采样及评估。所采集剂量来源应跨越吸入器的使用周期，即标签上注明的剂量编号的开头、中间和结尾。应对药物雾化发生后采样的回收率进行评估。如果吸入剂含有多种药物，则必须对每种药物的递送剂量均一性进行检测；如果吸入器是呼吸驱动，则在呼吸驱动条件下进行检测。

递送剂量的均一性要求，共 10 次检测中的 9 个结果必须在平均剂量的 ±25% 内波动；所有的结果应在平均剂量的 ±35% 内波动。如果两个或三个值超出 75%~125% 的范围，则需要对另外两个吸入器进行进一步测试。在后面一种情况下，递送剂量的均一性要求为，30 个结果中的 27 个必须在平均剂量的 ±25% 内波动，并且所有结果都应在平均剂量的 ±35% 内波动。

溶液制剂的递送剂量均一性可以表示为每次雾化的药物质量均一性，而不是递送剂量中药物含量的均一性。在此情况下，需要提供所递送剂量中药物含量的可重复性的证据。

除了来自单个储药罐的剂量外，还必须评估一个批次产品的储药罐之间递送剂量的均一性。样本大小为 10 个储药罐。储药罐之间每个雾化发生剂量的均一性验收标准等同于单个储药罐的递送剂量均一性验收标准。验收失败，则应使用另外 20 个储药罐重复检测[9]。

9.2.9　药物含量均一性/剂量单位均一性

此项检查适用于药液装于单剂量容器中的喷雾剂。对于装置定量的 DPIs、MDIs 和 MDNs，使用前述的剂量均一性评估方法检查均一性。应按照提供给患者和医疗人员的说明，从储药罐中取样检查药量均一性。接受限应合理，并参考药典要求。

定量 DPI 的剂量单位的药量均一性应通过单独的测试加以控制。药典[9]规定了典型的验收标准，如剂量单位均一性的检查。

9.2.10　平均递送剂量

对于吸入制剂，剂量是一个复杂的概念，必须注意精确标示的剂量。对于 pMDIs、DPIs 及 MDNs 剂型来说，每次驱动雾化的药量可以表示为计量剂量（吸入器定量室中所含药物的数量）或递送剂量，即患者可吸入的药物数量（吸入器外）。在欧盟，所有含有新化学实体或首次用于吸入剂的已知药物的药品都应标识递送剂量或适当的替代指标（如微细粒子量）。对于现有产品，应遵循每个欧盟成员国的现行做法。在任何情况下，标签应明确说明所标剂量为定量剂量（阀外）、递送剂量（驱动器外）或适当的替代指标。同一药物成分的不同产品虽然标为相同计量或递送剂量，也可能由于微细粒子质量差异而致治疗效果不同。

对于单个储药罐而言，每次驱动雾化的药量被标示为均一性测试中的平均剂量。与药物含量检测相比，每次驱动雾化的药量容许一个更宽的范围，即为标示量的 ±15%。平均递送剂量应按每次驱动雾化的发生量表示[9]。

9.2.11　储药罐的雾化次数

在带驱动器的定量产品中，应验证每个储药罐的驱动雾化次数。MDI 产品可以雾化多达几百次定量药物。每次驱动雾化可以释放从几微克到毫克的药物，发生体积为 25 ~100ml。每个储药罐的驱动发生次数应证明不低于标示的次数。

驱动器或与其相关的其他部件的过早老化，以及定量锁定机制中的错误设置，都可能导致在用药期间无法从装置递送出药物。应在递送剂量均一性测验期间进行相关检检查。两次驱动雾化之间间隔不应短于 5 秒，特别是对 pMDIs。过高的驱动频率可能导致内含物冻结，并导致阀门或驱动器被冻结物质堵塞。

定量装置安装在压力定量气雾剂（MDIs）中，以指示剩余剂量。除了每个储药罐的驱动次数外，必须检查剂量计数器的功能[10]。

9.2.12　微细粒子质量

药物气溶胶的空气动力学粒径分布取决于制剂、装置和患者的操作。要求对所有吸入制剂的微细粒子质量进行检查，并对比体外评估的适于肺部沉积的药物剂量。喷雾剂若为混悬液制剂，也应进行空气动力学检查。

吸入气溶胶颗粒的大小可以代表药物到达体内预定作用部位的能力。大多数吸入剂的最佳颗粒空气动力学粒径分布通常被认为是介于 $1\sim5\mu m$。微细粒子质量是吸入剂中具有适当空气动力学粒径，在每次驱动雾化时能够吸入肺部（$5\mu m$ 或更小）的药量，也被称为吸入剂的可吸入剂量。由于制剂和给药限制，可吸入剂量通常小于递送剂量。

微细粒子质量的检查使用级联撞击器或冲击式吸收瓶（见图 6.1）进行，检测气流流速为 28.3L/min；如果是 DPIs，则根据吸入器的阻力以特定的气流流速进行。级联撞击器以串联的一系列撞击采样器通过空气动力学直径对一个或多个药物成分颗粒进行区分和收集。一个待测吸入剂样品，经不超过 10 次的驱动雾化，气溶胶随气流释放到区分不同空气动力学粒径的撞击器各层级中。空气动力学粒径较大的颗粒物沉积在上层；空气动力学粒径较小的颗粒物在气溶胶雾化发生时接受了足够的动能，可跟随气流进入较低层级并沉积。

进行空气动力学粒径分布检测时，应进行药物质量回收率检测（从阀门到级联撞击器沉积的药物总量）。从所有串联的采集盘和各配件收集到的药物总量应介于标示的每喷药量的 85%～115%。

微细粒子质量是从空气动力学粒径 <$5\mu m$ 的所有撞击器收集盘中收集到的药物总量。但粒径 >$5\mu m$ 的颗粒物的分布也必须控制和分析，以防此比例影响吸入制剂的治疗指数。颗粒粒径和粒径分布的接受标准提出的目的，是为了表征药物剂量中的微细粒子质量。

气溶胶的粒径和粒径分布由空气动力学质量中值直径（MMAD）和几何标准差（GSD）来表示，该值是根据累积药物质量分数的对数概率图对撞击器不同层级的截止直径拟合而得。在所有情况下，确定的限值都应基于临床研究中使用批

次的微细粒子质量结果，并按每驱动或每剂量报告。在微细粒子质量检测中检测
5 个吸入器，仅需对最初的气雾发生予以定量[11]。

9.2.13 喷雾模式和喷雾形态

在喷雾吸入剂的制药开发阶段，须进行喷雾模式和喷雾形态测试。除非另有
需要，喷雾形态测试不是成品特性的常规项。喷雾形态是指喷雾云的形状和大
小，而喷雾模式是指喷在纸张上的喷雾图案的大小和形状。

定量吸入剂的喷雾模式和喷雾形态反映阀门和（或）驱动器的性能。喷雾模
式和喷雾形态若发生偏差，则提示递送剂量的均一性较低，到达肺部预定部位的
能力较差，通常由气溶胶发生的差异引起。有趣的是，在 CFC 和 HFA 抛射剂中
使用相同的阀门后喷雾形态并不相同。图 9.3 显示 HFA 抛射剂的气压较低，雾
形长度较短，提示喷雾速度较慢[3]。

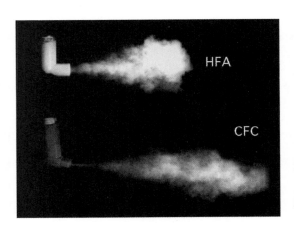

图 9.3　HFA 和 CFC 抛射剂的喷雾形态

授权自：意大利帕尔马凯西制药的 Dr Andrea

气溶胶的喷雾形态分析通过激光束穿过单个喷雾团，全程拍摄喷雾轴 90°角
范围内的高速图像。在喷雾模式测试中，气溶胶雾团喷到靶板（如色谱片）上，
用于收集气溶胶的发生印迹。气溶胶喷嘴和靶板之间的气溶胶发生距离、发生次
数，靶板相对于喷嘴的位置、方向，以及可视化方法都应明确设定。喷雾模式的
接受标准应包括靶板上印迹的形状（如均匀密度的椭圆体）和大小。标准应基于
临床试验所用吸入剂来设定。

9.2.14　泄漏率

药物递送性能对罐内压力变化高度敏感，所以应着重检测 pMDIs 的气体泄漏率。泄漏率代表储药罐在保质期内的压力损失。除了进行在线泄露检查以发现偶发的泄露之外，还应在储药罐经一定平衡时间后再雾化发生，进行泄露率检查。

抛射剂泄漏会浓缩吸入药品的罐内药物浓度，影响剂量均一性和粒径大小分布。泄漏率检查非常重要，因为它可提供有关存储过程中压力损失的信息，也提供了产品稳定性的信息。

泄漏率的检查方法为对在 25.0℃和恒定湿度条件下以直立方向存储的 12 个储药罐以两个时间点（间隔不少于 3 天）进行重量测定。泄漏率表示为泄漏量 mg/年/储药罐。检查 12 个储药罐每年的平均泄漏率不应超过净填充重量的 3.5%。任何储药罐每年的泄漏量不应超过净填充重量的 5.0%[9]。

9.2.15　水分

水分含量检查对于 DPIs 和 pMDIs 至关重要，因为这些产品的颗粒易受潮团聚。水分增加导致的颗粒团聚会影响 DPIs 的气溶胶雾化特征。在 pMDIs 中，尤其是在混悬制剂中，多晶型和晶体生长情况与水分含量相关。在吸入剂的整个保质期内，必须验证水分含量的稳定情况，以证明水分含量的变化不会改变其他产品参数。随着时间的推移，药品重量增加表明可能水分渗透进了产品中。在适当的情况下，可通过红外线或烤箱加热令产品失重，来评估水分含量。吸入制剂的水分也可以通过卡尔费休滴定法测定[12]。应根据临床使用的吸入剂限定含水量上限，否则应限定在不超过 1%。

9.2.16　浸出物

浸出物是吸入剂在正常储存条件下从封闭容器系统中进入液体或液化气体中的化合物。可浸出水平取决于液体与封闭系统相互作用和提取成分物质的能力。DPIs 的提取能力可忽略不计，不需检查。

容器封闭部件中的塑料和橡胶的浸出物检查（直接或间接法，如同从油墨、纸张和标签中检出游离的挥发性有机化学物），应在吸入药物开发过程中进行并予以确定。

如果检测到的浸出物类型和水平没有安全方面的顾虑，则无须对浸出物进行常规检查。所有经检测的吸入剂应遵守临床试验产品中设定的浓度限值[13,14]。

9.2.17 pH 值

吸入剂的 pH 值至关重要，因为 pH 值异常会直接引起生理副反应。气道内衬黏液的酸性 pH 值有助于中和吸入物质和微生物。雾化溶液的 pH 值不应低于 3.0 或高于 8.5。肺表面的黏液能够以某种方式缓冲一定沉积的吸入溶液。液体吸入药物的 pH 值必须保持稳定，用电位仪检查，pH 值波动应在 0.02 以内。

9.2.18 渗透压

与 pH 一样，必须通过检查渗透压来评估雾化溶液的离子强度。雾化溶液的渗透压可以用渗透压仪检测其在液体状态的冰点下降来确定，表示为每公斤液体的毫渗量（mOsmol/kg）。血液的渗透压值为 285～310mOsmol/kg。但呼吸道能够耐受从血液等渗状态的偏离。《美国药典》中收录了一种妥布霉素吸入溶液，其渗透性为 135～200mOsmol/kg。雾化吸入剂的渗透压限值容许低于直接入血的注射产品，除非吸入剂的临床试验另有建议[15]。

9.2.19 外来颗粒

吸入药品中的外来颗粒可能来自生产过程、原料药、辅料和容器封闭系统。所有吸入药品，特别是雾化溶液，都应接受外来颗粒污染检查。应知道吸入剂中的外来颗粒物含量会随时间、温度和压力而增加。

根据吸入器的类型，可分别用显微镜或激光衍射粒度分析仪进行检查。单个吸入器中不应含超过 50 个 >100μm 的外来颗粒物。

对于 DPI 制剂，外来颗粒物的显微镜检查具有可以同时检测药物与辅料颗粒的形态、颗粒团聚及晶体生长情况的优势。此信息很重要，因为药物和辅料颗粒的多晶型、结晶和（或）团聚情况都会影响药物从吸入器到肺部的递送[2-4]。

9.3　其他质量要求

9.3.1　原料药

原料药是指药典中列出（或未列出）的新的或现有的活性物质。拟交感神经支气管扩张剂、糖皮质激素、抗生素、DNA/RNA 调节剂、替代表面活性剂、蛋白质、肽和抗过敏剂等局部和全身用药药物均已有吸入剂型。

药物的物理特性，如溶解度、颗粒大小、形状、密度、表面折皱、电荷和晶型，都可能会影响吸入药品的同质性和可重复性。药物的详细物理特征，与它们对产品功能的影响有关，是药品开发研究的重要部分。

吸入制剂可以将药物的物理状态从固体转化为液体，反之亦然。对于在制造、储存或使用过程中未经溶解过程的固体药物，必须使用经验证的高区分度的粒径检测法对药物颗粒大小进行检查。应定义颗粒粒径中值及上下限制，以确保药物的粒径分布与吸入制剂的最佳粒径范围一致。微粉化药物通常用于 DPI 或 MDI 混悬液。必须仔细评估药物的粒径分布和结晶形式（如形状、质地、表面）。应检查的其他药物特性包括颜色、外观和显微镜下图像、水分、杂质、微生物限制、药物含量、残留溶剂、重金属含量和熔融范围。药品的验收标准不得低于注射产品。在吸入剂中，同一药物可由批准的替代来源提供。不同来源的药物在物理和化学性质上必须相同，尤其是空气动力学粒径分布[1]。

9.3.2　辅料

辅料是单个化学实体或相关的化学成分的混合物，可以从天然或合成来源获得，并在物理或化学上转化为技术上可用的物质。此外，它可以是惰性的，也可以是能增强药物治疗效果的。与药物一样，辅料可以归类为新辅料或现有辅料，并且可以在药典中列出或未列出。

抛射剂、助溶剂、稀释剂、抗菌防腐剂、溶解剂和稳定剂是吸入制剂中的典型辅料。脱水乙醇作为助溶剂，卵磷脂作为表面活性剂，油酸作为润滑剂，HFA 134 作为抛射剂，乳糖单水合物作为载体（图 9.4），是吸入剂中常见的辅料。

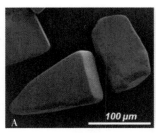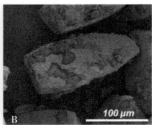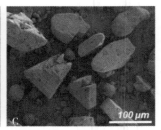

图 9.4 乳糖颗粒的 SEM 图像：A. 平滑乳糖；B. DFE 制药的乳酸酶；C. DFE 制药的乳酸压机

具有良好吸入剂使用记录且经药典标准检查的辅料无须提供安全数据即可使用。但是当（A）辅料用于吸入制剂时超过先前使用量，（B）在人类中使用过，但以前从未用于吸入途径，（C）以前未用于人类，则需要对辅料进行毒理学评估时，可进行物理、化学、生物及免疫纯度（如果适用）检查。单个杂质和总杂质应在限制范围内。

在 DPI 产品中，应对辅料、辅料混合物，以及辅料和药物的团聚体进行高区分度的粒径分析。同样，此类检查的接受限的确定，应依据临床研究产品批次的结果或体外多级撞击器的数据。

应检查辅料的物理特性，如多态性、晶型、杂质、水分、表面粗糙度和材质。对于会影响药品性能的辅料，需要将其来源限定于单独的经过验证的供应商。否则，必须证明不同供应商的适用性[16]。

9.3.3 容器密闭系统

MDIs、DPIs 和 MDNs 的临床疗效直接取决于其容器封闭系统的设计和性能特征。容器封闭系统和制剂共同构成了吸入制剂。

在 MDIs 和 MDNs 中，容器封闭系统由容器（储药罐）、阀门、驱动器和其他附件（如储雾罐）及保护包装组成。

在 DPIs 中，容器封闭系统由吸入初级包装和保护性包装组成。由于在 DPIs 中剂量是通过吸气行为从吸入器中抽吸的，因此吸入器气流阻力是这些产品的一个特殊参数（图 9.5）。

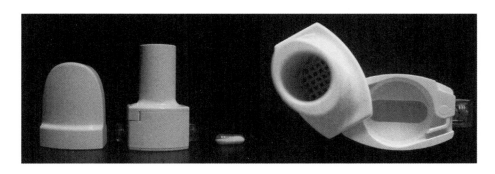

图 9.5　DPI 设备 RS01/7，使用羟丙基甲基纤维素或明胶胶囊作为 Plastiape IT 的储液罐

吸入剂的容器封闭系统应保护产品免受微生物污染、抛射剂/溶剂损失、水分/氧气渗透和光照致药物降解等危害。此外，为了与制剂兼容，它必须对患者是安全的，能重复可靠的递送剂量。对于给定的 MDI 制剂，驱动器、泵、阀门的设计和容器封闭系统其他部件的设计一起决定了药物到肺部的递送性能。必须检查容器封闭系统所使用材料的化学成分，因其会影响吸入剂相容性、安全性、产品性能和对药物的保护性能。必须研究容器封闭系统的可提取物和浸出物，了解其理化性质和临床影响。其他关键检查项还包括水分渗透、透光、微生物限制、无菌和泄漏等[13,14]。

9.3.4　吸入剂稳定性

吸入剂应经过稳定性检查，以确保在各种温度、湿度和光照条件下长期保持一致。吸入剂在生产、储存或使用过程中的稳定性反映在药物和（或）辅料的理化完整性方面。重大变更可能会改变药物到肺部的递送能力，诱发不良反应或降低治疗效果。

稳定性研究包括以不同检测频率和持续时间进行的，存储条件下的长期、中期和加速研究。对于吸入剂，长期、中期和加速稳定性研究可分别在 25℃/60% 相对湿度，30℃/60% 相对湿度和 40℃/75% 相对湿度下进行。低温检查用于测试储存在冰箱和冰柜中的吸入剂。应对易受存储条件变化影响且可能进而影响质量、安全性和有效性的产品属性进行稳定性检查。产品属性，如物理、化学、生物和微生物等因素，以及防腐剂含量、失重和气溶胶发生功能等均应进行检查。

吸入剂稳定性的显著变化可以表现为：超出质量标准的质量变化，存在不可接受的降解产物，以及不符合外观、物理属性和功能测试接受标准等。

吸入剂（尤其是 MDIs）的一个特殊问题是放置方向可能对药品性能产生影响。在稳定性研究期间，储药罐应以不同方向放置（0°：竖直向上；45°：对角；90°：水平；180°：倒置），以验证放置方向的效应。质量属性如递送剂量的均一性、微细粒子质量和每个储药罐的驱动发生次数均应进行检查。应依据储药罐每个放置方向生成稳定性数据。

对于使用二次包装材料防止光照和（或）潮湿（如 DPI）的吸入剂，应对未包装产品进行稳定性检查，以便评估在去除包装后保持可接受的质量标准的保存期限[17]。

9.3.5   说明书和标签

除一般要求外，向患者和医护人员提供的具体信息应包括在"产品特性概要"（注册档案的典型部分）中。说明书中必须包括定性和定量成分、剂量和使用方法及储存条件。在 MDIs、DPIs 和 MDNs 中，每次驱动发生的药量必须明确表示为递送剂量或微细粒子质量，即患者最终接受的药量（表 9.2）。

表 9.2   吸入剂说明书的具体信息

定性和定量成分

1. 产品名称

2. 药物名称

3. 辅料名称

4. 净填充重量

5. 药物剂量、递送剂量、计量剂量或微细粒子质量

6. 在适用的情况下，实现最低推荐剂量所需的吸入器的递送次数

7. 每个吸入器的递送次数

8. 使用特定的雾化器和操作条件时，喷雾剂的递送剂量和液滴粒径分布

9. 任何添加的抗菌防腐剂的名称，应包括致敏物质警告声明

10. 容器封闭系统的描述

续表

注意：含有新化学实体或已知但首次吸入给药的物质的吸入剂应标示递送剂量或经批准的替代指标，如微细粒子质量

吸入方法

1. 振摇要求

2. 低温使用

3. 首次使用前所需的启喷次数

4. 在固定时间内未使用的装置所需的启喷次数

5. 气流流速对产品性能的影响

6. 对于肺功能良好的患者，通过装置的典型吸气峰值

7. 吸入过程中吸入器的方向

8. 任何特制的储雾罐的使用

9. 清洁要求，包括对储雾罐的清洁说明

10. 使用的步骤图示

存储/使用注意事项

1. pMDI 要求具备以下声明：

   储药罐内装有加压液体，请勿暴露在超过50℃的温度下，请勿穿刺罐体；

   请勿靠近热源使用或储存；

   请勿将储药罐扔进火中或炉中。

   对于吸入剂：

   避免喷入眼睛；

   放在儿童拿不到的地方；

   仅用于经口吸入；

   在标记的喷雾次数后，无法确保剩余每次喷雾中药物的准确药量，即使装置可能并未完全清空；

   必须计数每个吸入器产生的喷雾次数；

   在使用前或取下口含器盖后（如适用），口含器不得接触任何异物。

   对于可重复使用的吸入器装置，装置上带有可更换或须重新加注的容器：

   当剂量单位的标识喷雾次数完成后，应予丢弃。

   对于需要保护性包装的吸入剂：

   本产品需要保护性包装以确保其质量；

   在拆除保护性包装后的确定天数后，本产品不应再使用。

2. 首选存储放置方向。

此信息基于质量标准检测结果，以及有关产品处理和性能的实验结果。应额外说明的还有：吸入器以不同方向启喷及驱动发生，驱动发生两次之间的停歇时间，温度波动处理，清洁方法，以及装置耐用性方面的信息。必须说明储存条件，如温度、湿度和光线等对吸入剂的影响（表 9.3）。

表 9.3　吸入剂标签的具体信息

1. 产品名称

2. 药物名称

3. 辅料

4. 药物剂量

5. 递送剂量

6. 储药罐净填充量

7. 每吸入器的雾化递送次数

8. 给药途径

9. 拆除保护性包装后允许的使用期限

10. 混悬产品的振摇要求

11. 警示建议的储存条件

12. 生产商和（或）分销商的名称和地址

13. 批号

14. 过期日期

15. "仅限 Rx"

应说明吸入剂的性能指标，即递送剂量和颗粒/液滴粒径分布，且应以不同年龄、性别和疾病严重程度的患者的不同吸气速率进行检测。目标是可以让患者据此调整给药方式。对于配备储雾罐的吸入剂，还应提供驱动雾化和吸入动作之间等待时间的提示。

对于喷雾产品，喷雾剂的输出量和液滴粒径分布与特定的雾化器和操作条件的结合情况，应列为说明书内容，以提供参考。虽然消费者可以自由选择雾化器和操作条件，但随之剂量和气溶胶液滴特性可能会有所不同。

9.3.6　临床/生物等效性要求

最后，提几点关于吸入剂的治疗等效性的考虑，尤其是原研药和相应的仿制药之间的治疗等效性。

仿制药必须与原研药基本相似。它们必须满足具有相同定性和定量药物成分与具有相同药物剂型的标准，以及与特定原研药的生物等效性。吸入仿制药与原研药的治疗等效性必须通过体内和体外研究来证明。治疗等效性被定义为相同的疗效和安全性（和质量）。

临床开发研究旨在研究吸入药物肺内沉积的程度和模式。可通过测量肺的不同部位的放射性，通过影像学对两种药品的肺沉积进行局部定量。在这种情况下，首选三维成像技术。排除胃肠道对活性药物的吸收后，经典的药代动力学研究对于评估药物肺部沉积非常有用。

药效研究是替代方法。当体外或通过肺沉积研究未显示等效性时，通过适当的临床研究证明治疗等效性成为强制性的要求。

当药物递送到肺部伴有全身吸收时，应进行仿制药的生物等效性评价。对于旨在局部作用的吸入剂，仿制药的递送剂量和粒径分布应对照原研药进行研究。应提供 pMDIs、DPIs 和 MDNs 药品的多级撞击器或吸收瓶中每层级的完整的颗粒大小分布情况。吸入产品的粒径分布可以用不同气流流速评估，并与原研药进行比较。同样，也应研究喷雾剂的液滴或颗粒粒径分布。对于与原研药具有相同的定性和定量成分的仿制溶液型雾化产品，可以不做比较。

关于经口吸入药品临床文件的指导原则草案[18]，包括了证明两个治疗哮喘和慢性阻塞性肺疾病的吸入药品治疗等效的要求，提出了与参比药的"治疗等效性"可仅基于使用体外数据。但产品必须满足以下的严格标准，要求相同、一致和相似：

- 产品含有相同的活性物质（如相同的盐型等）。

- 药物剂型一致。

- 如果活性物质是固态（粉末、混悬液），晶体结构和（或）多晶型的任何差异都不会影响其在肺部的溶解行为。

- 辅料的任何定性和（或）定量差异不影响药物性能（如递送剂量均一性等）、气溶胶颗粒性能（如吸湿效应、雾形变化）和（或）患者的吸入动作（颗粒粒径分布会影响感觉）。

- 为获得足够量的药物所需的吸入量是相似的。
- 使用吸入器的说明书相同。
- 对于呼吸驱动的吸入器：吸入装置对气流的阻力相同（±15%）。
- 递送剂量相同（为标示量的±15%）。

（魏宝贤　译）

参考文献

［1］ ICH Expert Working Group. ICH Harmonized Tripartite Guideline：the common technical document for the registration of pharmaceuticals for human use：Quality – M4Q（R1）. Quality overall summary of Module 2. Module 3：quality. International Conference on Harmonization of Technical Requirements for Registration of Pharmaceuticals for Human Use；September 2002. http：//www. ich. org/fileadmin/Public _ Web _ Site/ICH _ Products/CTD/M4_ R1_ Quality/M4Q_ R1_ . pdf.

［2］ Committee for Medicinal Products for Human Use（CHMP）. Guideline on the pharmaceutical quality of inhalation and nasal products. Committee for Medicinal Products for Human Use（CHMP）, European Medicines Agency, EMEA/CHMP/QWP/49313/2005 Corr；October 2006. http：//www. ema. europa. eu/docs/en_ GB/document_ library/Scientific_ guideline/2009/09/WC500003568. pdf.

［3］ US Department of Health and Human Services, Food and Drug Administration. Guidance for industry：nasal spray and inhalation solution, suspension, and spray drug products—chemistry, manufacturing and controls documentation. US Department of Health and Human Services, Food and Drug Administration, CDER；July 2002. http：//www. fda. gov/downloads/drugs/guidancecomplianceregulatoryin – formation/guidances/ucm 070575. pdf.

［4］ US Department of Health and Human Services, Food and Drug Administration. Guidance for industry：metered dose inhaler（MDI）and dry powder inhaler（DPI）drug products—chemistry, manufacturing and controls documentation. US Department of Health and Human Services, Food and Drug Administration, CDER；October 1998. http：//www. fda. gov/downloads/drugs/guidancecomplianceregulatoryinformation/guidances/ucm070573. pdf.

［5］ Committee for Medicinal Products for Human Use（CHMP）. Guideline on summary of requirements for active substances in the quality part of the dossier. Committee for Medicinal Products for Human Use（CHMP）, European Medicines Agency, CHMP/QWP/297/97 Rev 1 Corr；February 2005. http：//www. ema. europa. eu/docs/en_ GB/document_ library/Scientific_ guideline/2009/09/WC500002813. pdf.

［6］ European Pharmacopeia 7. 0. Vol. 1, Chapter 2. 6. 12. Microbiological examination of non – sterile products：microbial enumeration tests. Strasbourg, France：Council of Europe；2011. pp. 163 – 167.

［7］　European Pharmacopeia 7. 0. Vol. 1, Chapter 5. 1. 4. Microbiological quality of non – ster-
ile pharmaceutical preparations and substances for pharmaceutical use. Strasbourg, France:
Council of Europe; 2011. p. 507.

［8］　European Pharmacopeia 7. 0. Vol. 1, Chapter 2. 6. 1. Sterility. Strasbourg, France: Council
of Europe; 2011. pp. 153 – 156.

［9］　European Pharmacopeia 7. 0. Vol. 1. Dosage forms. Preparations for inhalation. Stras-
bourg, France: Council of Europe; 2011. pp. 728 – 731.

［10］　US Department of Health and Human Services, Food and Drug Administration. Guidance for
industry: integration of dose – counting mechanisms into MDI drug products. US Depart-
ment of Health and Human Services, Food and Drug Administration, CDER; March 2003.
http: //www. fda. gov/downloads/drugs/guidancecomplianceregulatoryinformation/guid-
ances/ucm071731. pdf.

［11］　European Pharmacopeia 7. 0. Vol. 1, Chapter 2. 9. 18. Preparations for inhalation: aerody-
namic assessment of fine particles. Strasbourg, France: Council of Europe; 2011. pp. 274
– 285.

［12］　European Pharmacopeia 7. 0. Vol. 1, Chapter 2. 5. 12. Water: semi – micro determination.
Strasbourg, France: Council of Europe; 2011. pp. 140 – 141.

［13］　European Pharmacopeia 7. 0. Vol. 1, Chapter 3. 2. 2. Plastic containers and closures for
pharmaceutical use. Strasbourg, France: Council of Europe; 2011. p. 368.

［14］　US Department of Health and Human Services, Food and Drug Administration. Guidance for in-
dustry: container closure systems for packaging human drugs and biologics—chemistry, manu-
facturing and controls documentation. US Department of Health and Human Services, Food and
Drug Administration, CDER, CBER; May 1999. http: //www. fda. gov/downloads/drugs/
guidancecomplianceregulatoryinformation/guidances/ucm 070551. pdf.

［15］　European Pharmacopeia 7. 0. Vol. 1, Chapter 2. 2. 35. Osmolality. Strasbourg, France:
Council of Europe; 2011. p. 57.

［16］　Committee for Medicinal Products for Human Use（CHMP）. Guideline on excipients in the
dossier for application for marketing authorization of a medicinal product. Committee for
Medicinal Products for Human Use（CHMP）, European Medicines Agency, EMEA /
CHMP /QWP/396951 /2006; January 2008. http: // www. ema. europa. eu/docs/en_GB/
document_ library/Scientific_ guideline/2009/09/WC500003382. pdf.

［17］　US Department of Health and Human Services, Food and Drug Administration. Guidance for
industry Q1A （R2）: stability testing of new drug substances and products. US Department
of Health and Human Services, Food and Drug Administration, CDER, CBER; November
2003. http: //www. fda. gov/downloads/drugs/guidancecomplianceregulatoryinformation/
guidances/ucm128204. pdf.

［18］　Committee for Medicinal Products for Human Use（CHMP）Guideline on the requirements
for clinical documentation for orally inhaled products（OIP）including the requirements for
demonstration of therapeutic equivalence between two inhaled products for use in the treat-
ment of asthma and chronic obstructive pulmonary disease（COPD）. CPMP/EWP/4151/
00 Rev. 1; October 18, 2007. http: //www. ema. europa. eu/docs/en_ GB/document_ li-
brary/Scientific_ guideline/2009/09/WC500003504. pdf.